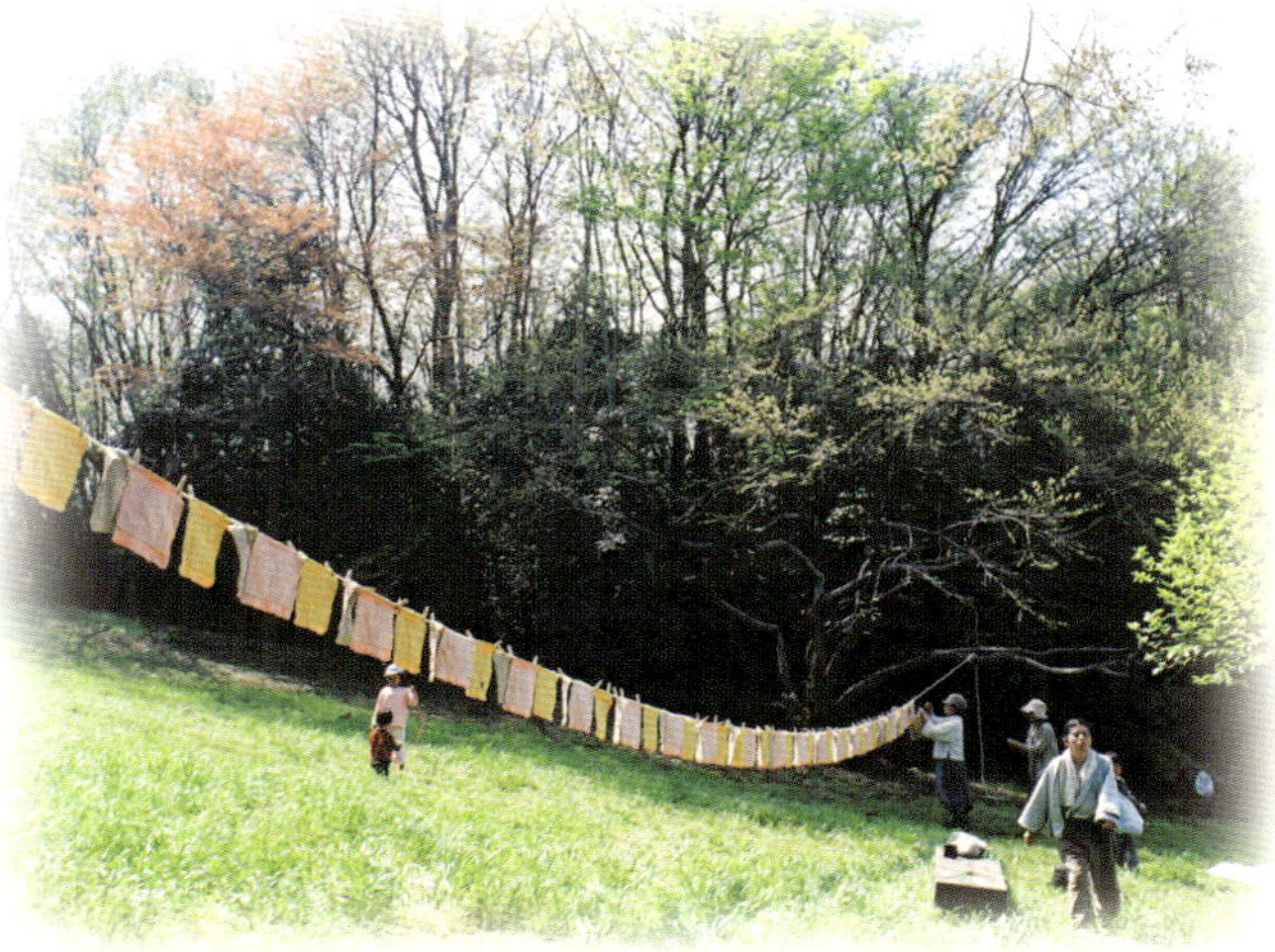

ひろがれ ひろがれ エコ♡ナプキン

角張光子

KAKUBARI MITSUKO

地《ぢ》湧《ゆう》社

ひろがれ　ひろがれ　エコ・ナプキン

もう一つの分かれ道をたどること、
それがわたしたちの最後の選択であり、
その道だけが、
確実に地球を保護するという目的地へ導いてくれるのです。

レイチェル・カーソン

＊Rachel Carson, "Silent Spring", 1962

はじめに

「エコ・ナプキン」は、無漂白のネル生地を縫《ぬ》い、草木染めを施《ほどこ》した、生理用手作りナプキンです。

この製作工程のうちで気持ちがいちばん晴れやかになるのは、なんといっても最後の工程で、自宅二階のベランダに三〇〜四〇組のナプキンを干している時です。サーモンピンクに染まった枇杷《びわ》葉染め、濃い黄色の玉ネギの皮染め、淡い緑色のヨモギ染め……。

一九九八年から仲間の女性たちと作りはじめて、もう数え切れないほどのエコ・ナプキンを染めて干してきています。にもかかわらず、この瞬間だけはいつも同じことを繰り返し想い描くのです。〝私たち女性が生きてきた長い歴史の中で、この行為——女たちのために作ったナプキンをサンサンと降りそそぐ太陽の下に堂々と干す——は初めてではなかろうか〟と。

たとえば貴女《あなた》がエコ・ナプキンの存在を知ったら、まず完成品を自分で使ってみる。使用者として、その心地よさを体感したら、今度は自分で作ったり友だちに紹介したりというふうに発信者の側に回る。このエコ・ナプキンは、そんなふうに女性たちが自らの意志で輪を広げてきたのです。

毎日のように届くファクシミリや葉書でのエコ・ナプキンの申し込みには、「こんな方法があったのだと初めて知りました」「私もぜひ試してみたい」などの言葉が必ず書き添えられています。風にはためくナプキンたちをながめていると、エコ・ナプキンに出会った人たちの素直な驚きや感動に、これからも応えつづけていこうと、気分新たに思います。

一九九五年一月、阪神淡路大震災の直後、私は被災した女性たちのためにと市販の生理用ナプキンをトラックいっぱい送りました。荷を積んだトラックを満足な気持ちで見送ったことを妙によく覚えています。オーストラリア製の布製ナプキンを手にしたのは、その翌年のことでした。その瞬間、「しまった!」と私は痛恨の想いにかられたのです。合成化学物質でできている使い捨てのナプキンなんか送らなくても、何度でも洗って使える布でよかったではないか……と。今まで使い捨てナプキンに対して何となく感じていた、割り切れないものの正体がだんだんはっきりしてきました。そして、布製ナプキンを広める活動を始めたのです。

阪神淡路大震災が私に残した課題は、二〇〇〇年夏、三宅島の噴火で全島避難を余儀なくされた人たちにエコ・ナプキンやネル生地を送ることで果たし、二〇〇四年、新潟県中越地震で被害を受けた人たちには、全国から集めたエコ・ナプキンやネル生地のオムツを、普及メンバーを通じて送り込むことができました。

この本は二〇〇〇年に出版したブックレット『魔法のナプキン』（月刊『湧』増刊号）を大幅に増補改訂したものです。このブックレットの版を重ねるうちにも、エコ・ナプキンはどんどん新しい出会いを生み、またいろいろな展開が出てきました。それらを加え、私がエコ・ナプキンを通じて発信したいことを盛り込んで作り直したのが本書です。この本が、布ナプキン生活を始めるきっかけになれば嬉しく思います。

角張光子

●目次●

イラスト　佐野華子
扉写真　鈴木朝子

Ⅰ　エコ・ナプキンへの道

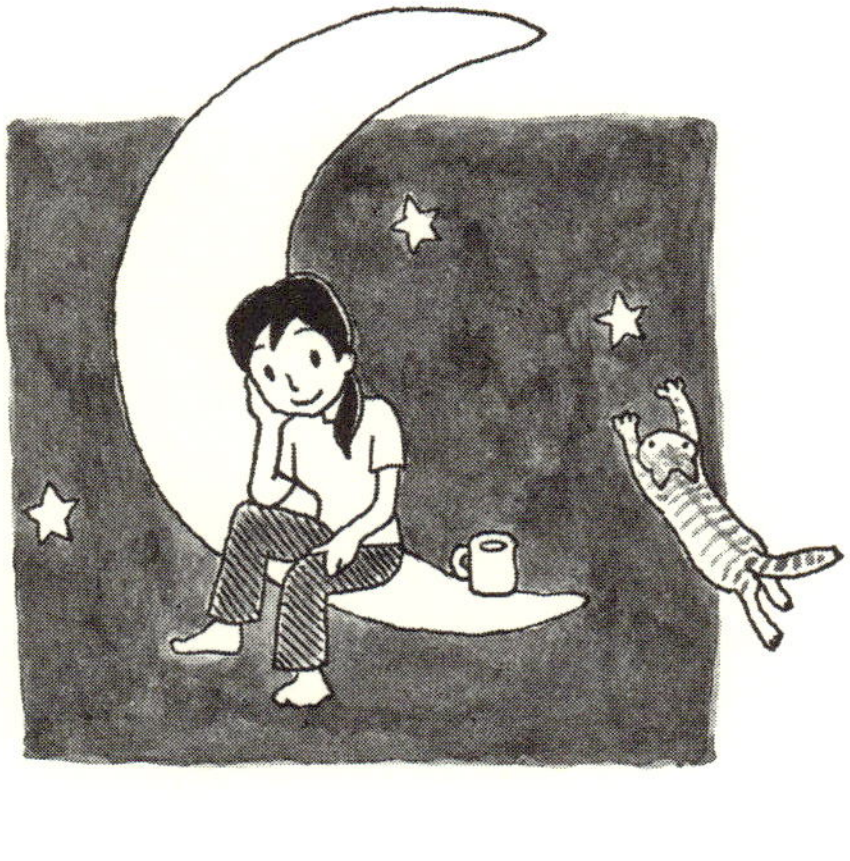

なぜ布製「エコ・ナプキン」なの？

アンネナプキンの登場

今ではアジアでも欧米でも、世界中の都市のほとんどの女性が市販の使い捨てナプキンを使っています。

でも振り返ってみると、私たちはつい四〇年くらい前までは、脱脂綿《だっしめん》にちり紙（落とし紙）を巻いたり、使い古しの布を縫《ぬ》って使用していました。そうして自分の家で燃えるゴミと一緒に燃やしていた頃、一番最後までくすぶっていたのがその生理用の脱脂綿だった記憶が私の遠い日の風景として残っています。

それが、本当にあっと言う間に大勢の女性が、お得で便利で手軽な市販の生理用品（ナプキン、タンポン）を手にするようになってしまいました。

そもそも日本で市販のナプキンが登場したのは、一九六一年（昭和三六年）一一月のこと。アンネ社（坂井泰子社長）が「アンネナプキン」という名前で、「四〇年間お待たせしました！」という堂々のキャッチコピーとともに登場させたのです。四〇年間というのは、アメリカでキンバリー・クラーク社が「コーテックス」という紙製のナプキンを発売してからの時間を意味しています。当時は、日本住宅公団が団地の建設に洋式トイレを取り入れだした頃（一九五五年以降）で、水洗トイレに詰まったりしないようにと、紙・（パルプ）製の生理用品が主流になりました。この頃のなごりで、今でも生理用品のことは「紙ナプキン」とか「アンネ」とか呼ばれています。

それから急激な「品質改良」を重ねて、現在の日本の使い捨てナプキンは、種類も多く、薄くて吸収力もよく、世界一の品質と言われているほどです。

そんなナプキンの性能ばかりが宣伝されて、皮膚との関係や人体や環境への影響などは、ほとんど取り上げられることなく、今では、二四時間コンビニエンス・ストアでも買える本当にお手軽な月経（生理）処理商品となっています。そして使ったあとは「汚物」と呼ばれ、トイレの「汚物入れ」に捨てられて、それをゴミ回収車が集めて回って焼却炉《ろ》で燃やされます。それが社会の当たり前のシステムになってしまっています。

自分の体から出てくる月経血、そして生理自体を何となく汚いものと思ってしまう。そんな女性が多いのではないでしょうか。それは、市販の生理用ナプキンを使いつづけ、自分の月経血が自分の体から離れたとたんに汚物として処理されてしまう、こうしたシステムの中での結果なのではないかと思うのです。

自分の生理に目を向けてみて

布製のナプキンを使用すると、使って洗った時の自分の中に起こる変化が、確実な手応えとなって返ってきます。

自身の経血の色で体調や食とのつながりが見えてきたり、この滋《じ》養《よう》を含んだ鮮血液を植物の根元にかけてあげると、その瞬間に女性の体が大地と一体につながっているという幸せな気分がわき起こったり……、と自分の生理がいとおしくさえ思えてくるのです。さらに、自分で洗って干すことの気持ちよさを味わい、来月の生理が楽しみにさえなってきます。そこま

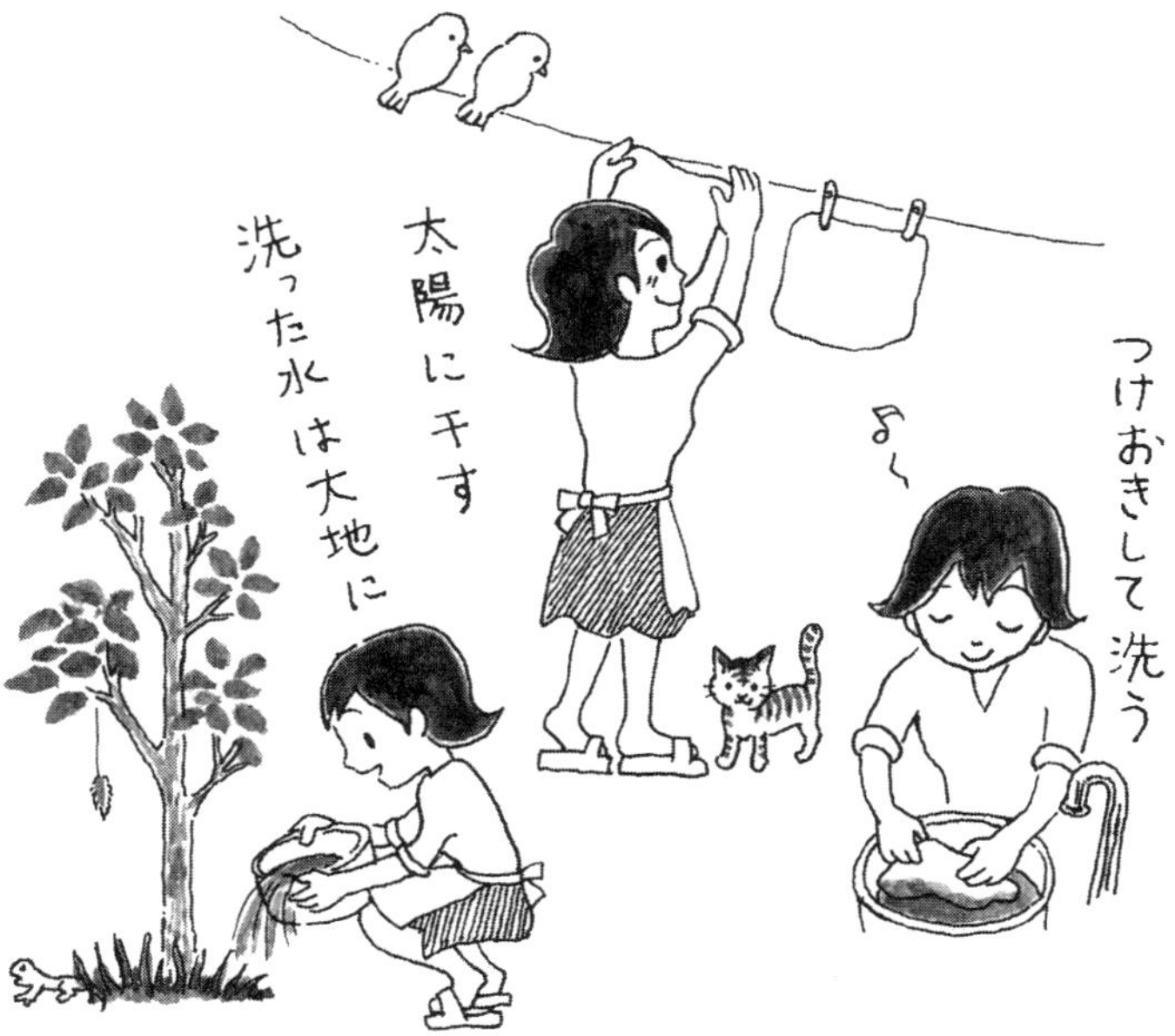
太陽に干す
洗った水は大地に
つけおきして洗う

で来ると、もう持ち歩くことの不便さや、取り替える回数の多さなど気にならなくなってくるから不思議です。

自分の生理を受け止め自分の中で納得する快感を、あなたにもぜひ味わってほしいと思います。そうすることで、自分の生理と社会との関わり合いというものが、いかに今までできていなかったかということもわかってきます。便利と手軽に流されて、企業の宣伝文句をそのまま鵜呑《うの》みにして買って使い、自分の体から聞こえてくる不調の声には耳を傾けることなく毎月を過ごしてきてしまったのではありませんか。

衛生的、薄くて便利、は実はとてつもなくリスクが大きく、すぐには目に見えない害が、体や環境の中で積み重なってゆくことを忘れてはいけません。

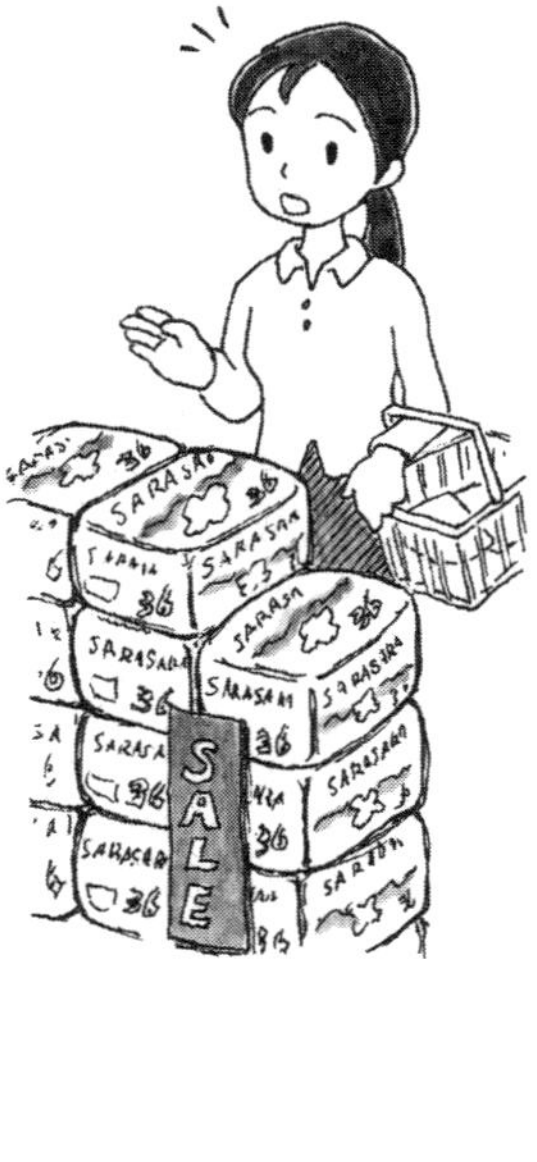

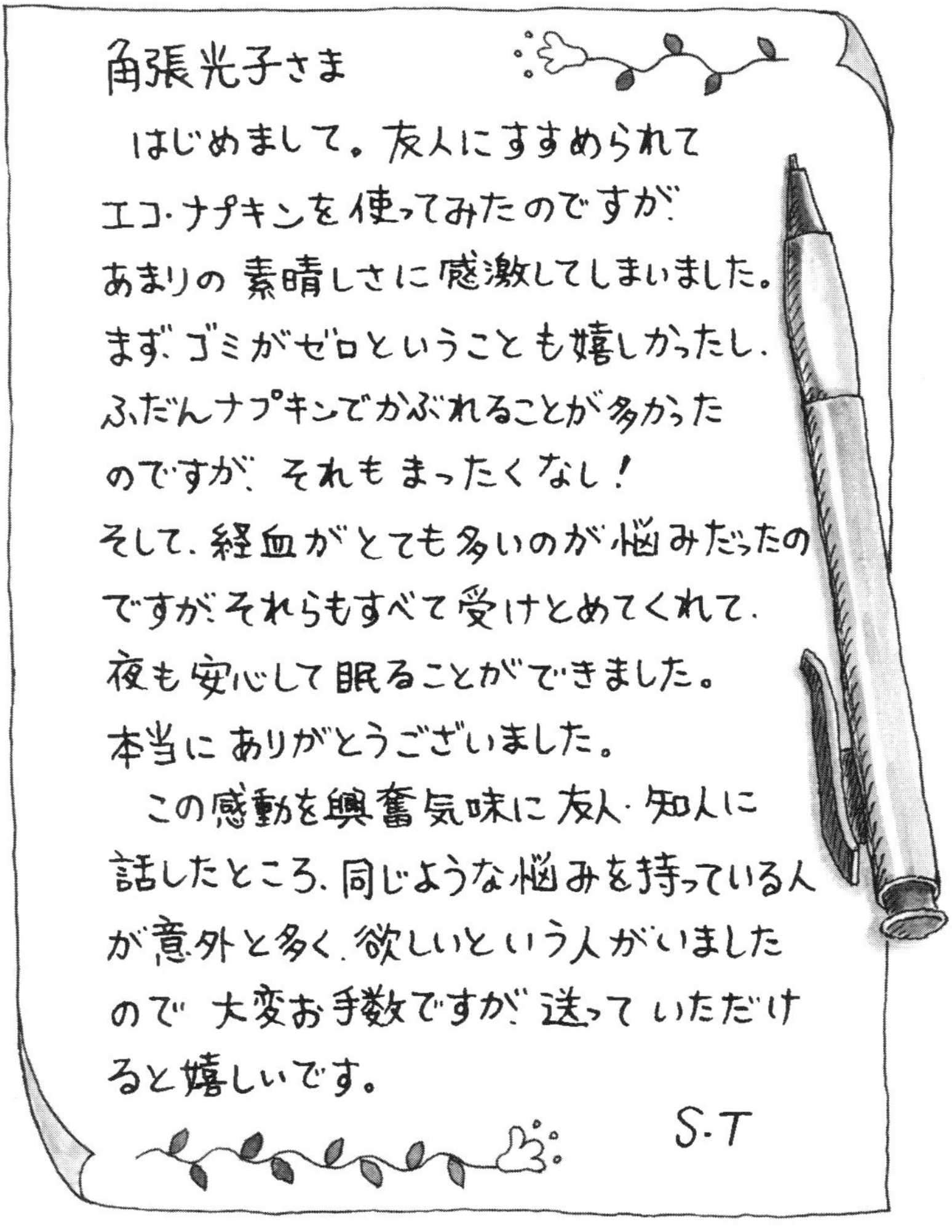

角張光子さま

はじめまして。友人にすすめられて
エコ・ナプキンを使ってみたのですが、
あまりの素晴しさに感激してしまいました。
まず、ゴミがゼロということも嬉しかったし、
ふだんナプキンでかぶれることが多かった
のですが、それもまったくなし！
そして、経血がとても多いのが悩みだったの
ですが、それらもすべて受けとめてくれて、
夜も安心して眠ることができました。
本当にありがとうございました。

この感動を興奮気味に友人・知人に
話したところ、同じような悩みを持っている人
が意外と多く、欲しいという人がいました
ので大変お手数ですが、送っていただけ
ると嬉しいです。

S・T

エコ・ナプキン注文のお手紙から

まず、体の声を聞こう

生理用品からダイオキシン！

市販品の生理用品は、ほとんどが石油系の素材で、表面には漂白《ひょうはく》したレーヨンやポリエステル、ポリプロピレンなどの不織布《ふしょくふ》、内部にも漂白した綿状パルプや高分子吸収材、ポリマー等の吸収促進剤、消臭のためのデオドラント剤、香料などが使われています。とりわけ吸収ポリマーは、これを使うことで非常に薄くてコンパクトでありながら月経血を吸収する力が高く、漏《も》れにくい製品になると宣伝されています。けれど、これらの化学物質で作られている今のナプキンの安全性は、よく確かめられていないままなのです。

まず、ダイオキシンが含まれているという可能性があります。塩素漂白などの過程でダイオキシンが発生しているのではないかといわれているのです。

一九八九年、英国の保健省は塩素漂白されたタンポンからダイオキシンを検出しています。そのため英国内では、生理用品の非塩素漂白への移行が進められてきました。日本では、漂白方法についてはメーカーが公表していませんが、摂南大学薬学部の宮田秀明教授

（食品衛生学研究室）が一九九九年に市販のナプキン二商品を分析《ぶんせき》調査した結果、微量ながらダイオキシンを検出しています。『週刊金曜日』が二〇〇〇年におこなった市販のタンポン五商品の分析調査でもやはりダイオキシンが検出され、特にコプラナーPCBという、PCBの中でも強い毒性をもつダイオキシンが高い濃度で検出された商品がありました（『週刊金曜日』二〇〇〇年八月四日号。本書94～95ページ参照）。

ダイオキシンと子宮内膜症の関係

生理用品にとってダイオキシンがなぜ問題になるのでしょうか。

ダイオキシンはわずかな量でも非常に強い毒性を持っているからなのです。その多種多様な毒性の中でも、最近注目されているのが生殖《せいしょく》毒性です。

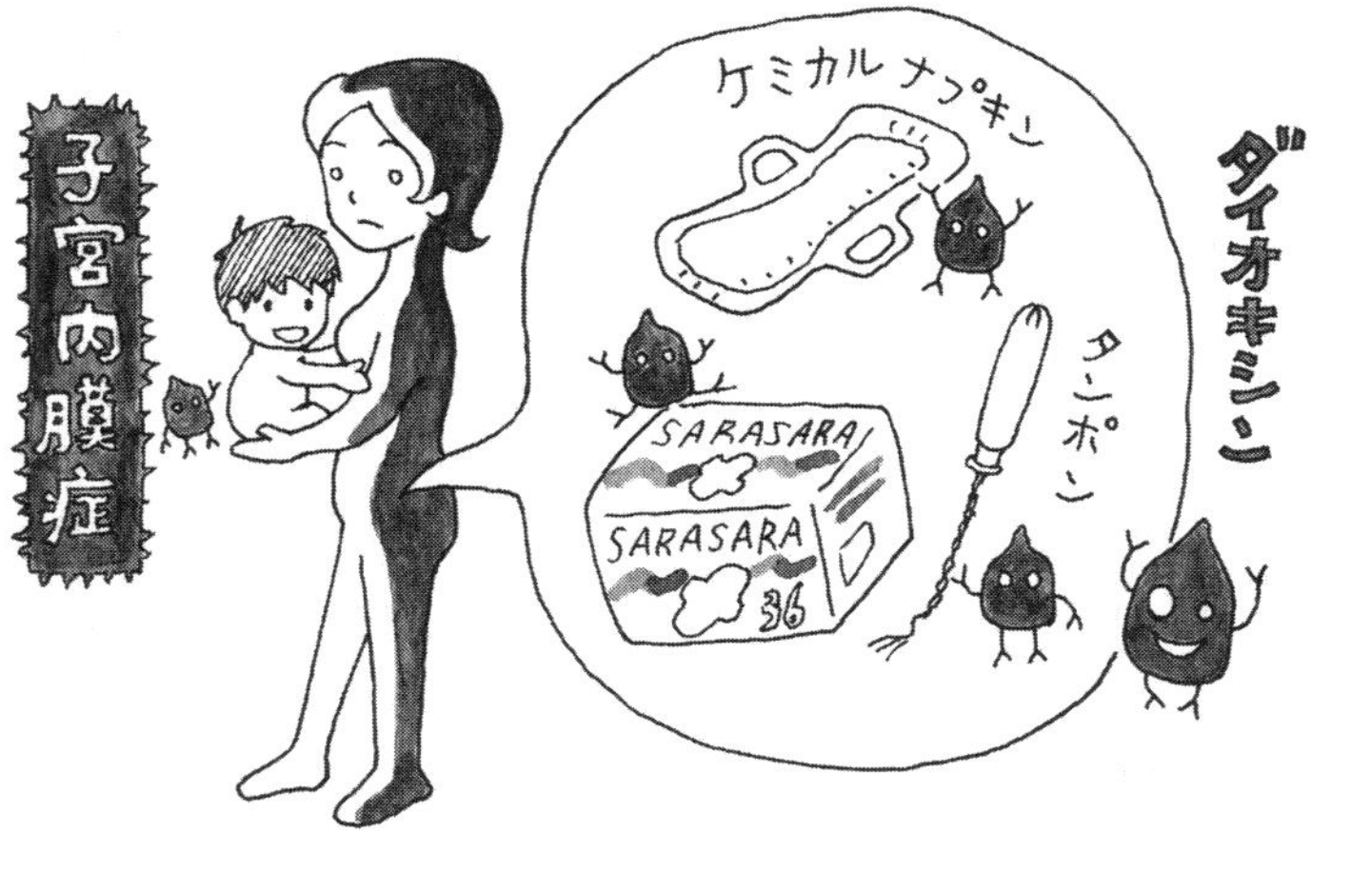

そのホルモン撹乱《かくらん》作用が、女性の場合では子宮内膜症《しきゅうないまくしょう》、流産、死産などを引き起こします。子宮内膜症になると、月経困難症、強い月経痛、過多月経、不妊症《ふにんしょう》などが起こります。今日本では、子宮内膜症や子宮筋腫《きんしゅ》に苦しんでいる女性の数は、五人に一人、四人に一人といわれているのです。

アメリカやドイツでは、子宮内膜症の患者とダイオキシンの因果関係の研究が進められてきました。そして九二年には「子宮内膜症の患者はダイオキシン類と同様の毒性をもつポリ塩化ビフェニール（ＰＣＢ）類の体内濃度が高い」とドイツの医学研究者ゲアハルトらが発表しています。

また、九六年五月三〇日付「デイリー・ニュース」紙で、女性医療記者コレット・ブーシェズが、塩素漂白された生理用品のダイオキシン残留問題を取り上げました。この記事の中で、ニューヨーク大学医学センターの微生物学・免疫《めんえき》学研究所所長のフィリップ・ティエルノ博士は、膣《ちつ》内の粘膜《ねんまく》から残留ダイオキシンが吸収され、これが蓄積される危険性のあることを指摘をしています。

事の重大さに気づいたＷＨＯ欧州事務局は、九八年五月、ダイオキシンの耐容《たいよう》一日摂取量（人が一生涯摂取しても健康に有害な影響が現われないと判断される、体重一キログラムあたりの一日の摂取量）を改定して、従来の一〇ピコグラムから一～四ピコグラム（ピコグラムは一兆分の一グラム）に下げました。日本でもこれを受けてその翌年に四ピコグラムに引き下げました。アメリカは、日本や欧州と違って、ダイオキシンは発がん性物質であるという観点から、〇・〇〇七～〇・〇〇一ピコグラム（機関や州によって異なる）という非常に低い数値を実質安全量と定めています。

もっとも、ダイオキシンについては人体に影響が出ない量を設定すること自体、間違っているとしか思えません。許容量を決めるなどということ自体、すでに危険なのです。本来は、どんなに微量であっても、ダイオキシン類など、人体に有害な物質を含む生理用品の使用は回避しなくてはならないのです。

体内に蓄積しつづける環境ホルモン

ダイオキシンは環境ホルモン（内分泌撹乱化学物質）の代表格です。合成化学物質にホルモンの作用を撹乱させるおそれがあるということは、すでに一九五〇年に出版された実験生物医学協会の論文集で発表されているそうです。このことは、『奪われし未来』（シーア・コルボーンほか著／一九九七年）の中に書かれていました。そして同書は、一九五〇年当時と比べても事態はさらに深刻化していると、次のように私たちに警告しています。

「これから先、子どもをホルモン撹乱物質から守っていくには、妊娠中に限らず、数年あるいは数十年単位での注意が必要だ。というのも子宮を汚染する有害物質の濃度は、妊娠中の摂取量と妊娠までに体脂肪中に蓄積された汚染物質の量によって決まるからである。（中略）二、三〇年にわたって母体に蓄積された汚染物質は、妊娠や授乳を通じて、子どもに引き継がれていく。

だからこそ、個人だけでなく社会全体で、この有毒の遺産を減らしてゆくという姿勢が大切なのである。未来の人類のためにも、子どもたちをできるだけ汚染物質にさらさないようにし、妊娠までに女性の体内に蓄積される汚染物質の量を最小限に食い止めねばならない。子どもには、化学物質に汚染されずに生まれてくる権利があるのだ」

この文中にもある「二、三〇年にわたって母体に蓄積された汚染物質」が次世代に及ぼす影響を危惧《きぐ》して、医師の真弓定夫氏は「育児は子どもが生まれる二〇年前から始まっている」と、小児科医の立場で発言し続けています。「日々悪化していく生活環境の中で、何としても大切な生命をつなぎとめてゆきたいものです」と。

女性の体に異変が起きている

現在、初潮から閉経まで、多少の個人差があるとしても約四〇年くらいの月経期に使用するナプキンの量は、一万数千個といわれています。私たちの体はその間ずっとナプキンからダイオキシンなどの有害化学物質を吸収しつづけてきている可能性があるということです。

また、日本での使用比率は、ナプキンが九割でタンポンが一割だそうですが、当然のことながら、直接に膣内に挿入《そうにゅう》して月経血を吸収するタンポンのほうが化学物質の汚染を受けやすく、タンポン・ショック症（TSS）と呼ばれる死亡事故すら引き起こしています。

さらに考えなくてはならないのは、三十数年前の紙（パルプ）が主原料であった生理用品と、現在市販されている化学物質を多く使ったものとでは、体が受ける影響がまったく違うということです。これは実は使用者が一番わかっているのではないでしょうか。なぜなら、かつてはムレたり、かぶれたり、かゆみが残ったりということは、それほどひどくはなかったはずなのです。

本来私たちは、健康やいのちや環境に悪影響を与えることを、体で肌で感じとれるはずなのに、その体の直感がうまく働いていないのではないかと思うことがあります。

たとえば布製ナプキンに手が出せないでいる人に理由を聞くと、「私は経血の量が多くて、とても布ではもたないと思うの」という人が何人もいました。そのたびに「気の毒に」と思いながら、さしたる助言もできずに来ました。そしてある時に気がついたのです。月経血が多すぎたり、生理のたびに痛みで七転八倒《しちてんばっとう》するような思いをすることは、どこか体が異常なのだと。

　体の使い方を間違うと、あるいは体が正常に機能しないようなことをしていると、体のほうが「使い方が違うぞ」というシグナルを発信してくるのです。市販のナプキンは、大量に吸収してその経血の量や汚れ具合をうまく隠してくれるかもしれません。けれど、せっかくの体からのシグナルを、市販のナプキンではうまくキャッチできないかもしれないのです。そうして無視しつづけたあげく、体が本当に何も不調を感じなくなってしまったら、その時こそ体が鈍くなってしまったのであり、大変なことです。

　経血の量が気になるという人こそ、あえて布製ナプキンに挑戦して量や色を一度確認し、自分自身の体と対話してみてはどうでしょう。もっと自分の体がわかるようになるはずです。私たちは、直感的に「おかしい」と思ったら、危険が来る前に動き出さなくてはならないのです。

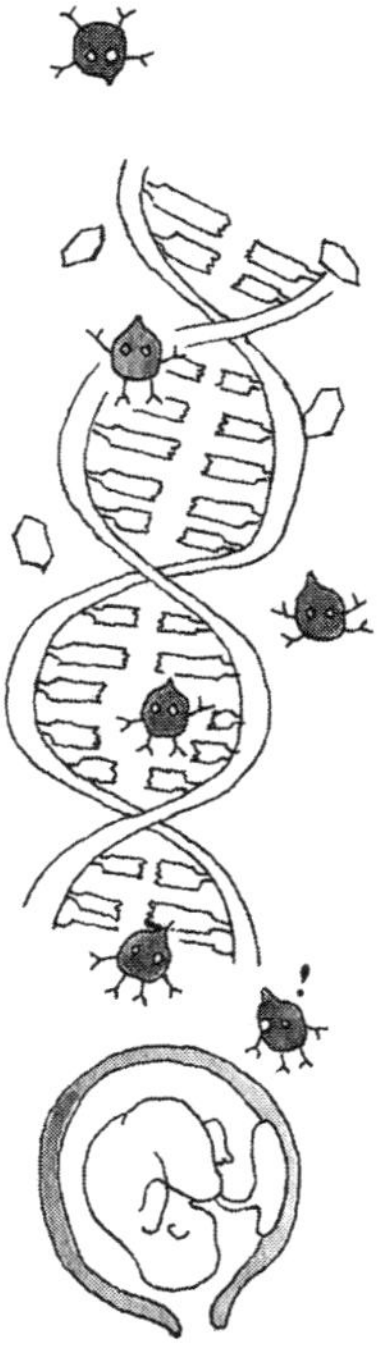

ナプキンがつなぐいのちの鎖

ナプキン焼却でばらまかれるダイオキシン

一生に一万数千個の生理用ナプキンを使う女性が、仮に二千万人いると仮定したら、その合計は何個になるでしょう。その一つ一つに微量なダイオキシンが含まれている可能性があります。

私たちはこれまでに使用済みの市販の生理用品を、どんなゴミに分類して捨てていたでしょうか。「燃えるゴミ」と判断して、生ゴミなどと一緒に捨ててきていました。ところがこれは、やはり「不燃ゴミ」として捨てるべきだったのです。行政などでは八〇〇度以上で高温処理すればダイオキシンは無害化されると公表していますが、環境総合研究所の池田こみちさんは、高温処理してもダイオキシンを無害化することは不可能だとはっきり言っています。

つまり、使い捨てナプキンは、私たちの体を直接蝕《むしば》むのと同時に、焼却される時にダイオキシンを含む有害化学物質を、空気中にばらまいてきたのです。

しかも、生ゴミの中に含まれている塩素イオンが石油製品と結びつくと、特に毒性の強いダイオキシンを発生させてしまうという事実を知らずに済ませることはできません。燃やされたゴミは化学反応を引き起こし、大気を汚染するし、山間部に埋め立てられたゴミは地下水に滲《し》み出て、やがては川をも汚染しているのです。

「日の出の森を助けて」と、谷《や》戸《と》沢《ざわ》の第二ゴミ処分場（東京都西多摩郡）反対運動を続けてきた絵本作家の田島征三さんから九五年に手渡された文章の中に、「ダイオキシンは、青酸カリの一千倍、わずか八五グラムで一〇〇万人を即死させる猛毒物である。サリンは自然に分解されるが、ダイオキシンはそのままの形でいつまでも分解

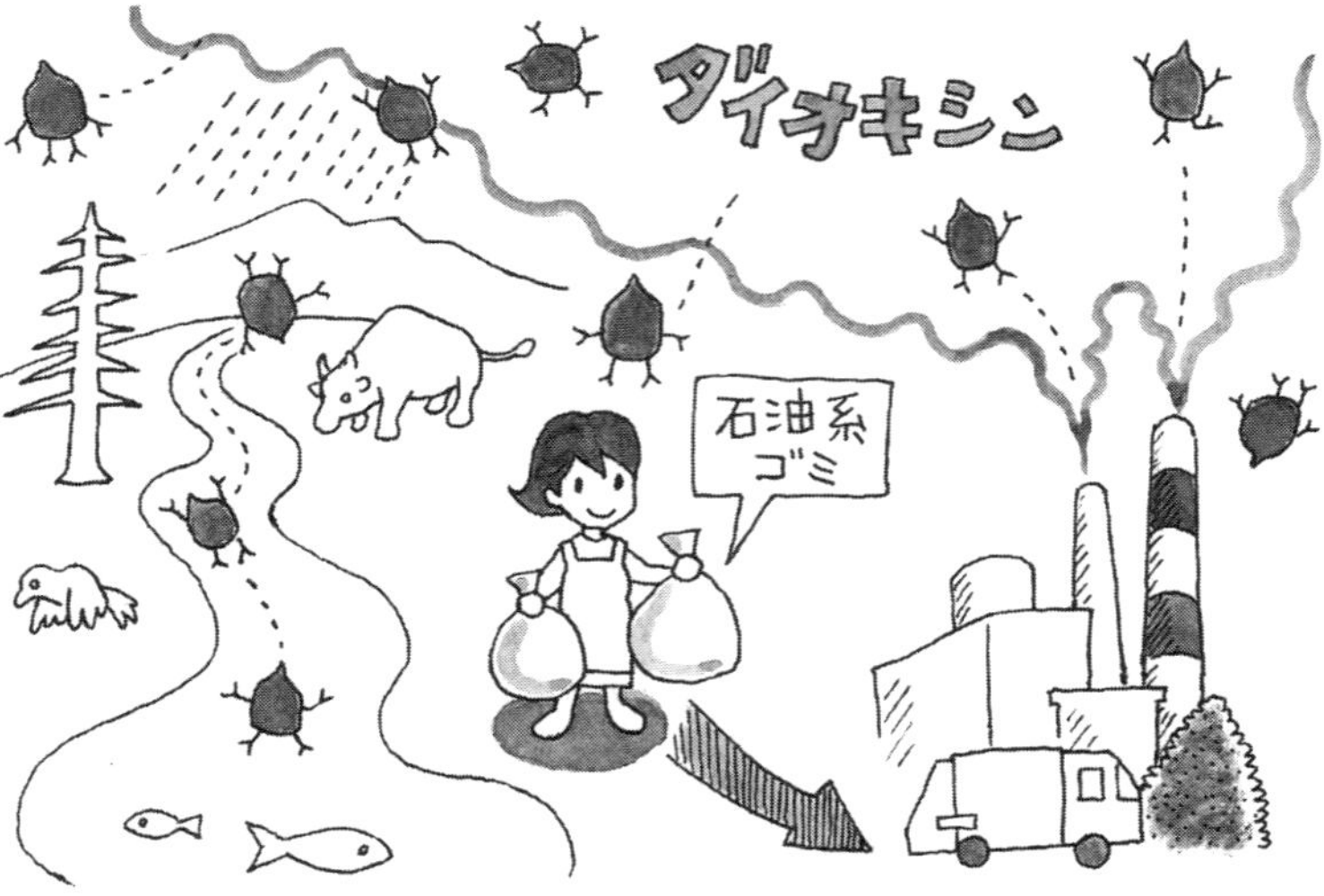

されない」とあり、さらに「水に溶けた1のダイオキシンが、食物連鎖《れんさ》の果てに、生態系頂点で何億倍もの濃度になってしまう」とありました。

食物連鎖とは、生物が食う・食われるの関係でつながっていることをいいます。この連鎖の過程に分解されにくい有毒物質が入ると、食物連鎖の上位に行くほどそれが濃縮されていきます。

ひとたび環境中に大気汚染として排出されたダイオキシン類は、土壌《どじょう》、植物、水底の有機物などに蓄積します。微生物→プランクトン→魚介類→鳥類→家畜へとつながる食物連鎖の過程でも、ほとんど分解されることがないため、どんどん濃縮されていくのが特徴的です。さらに食物などと一緒

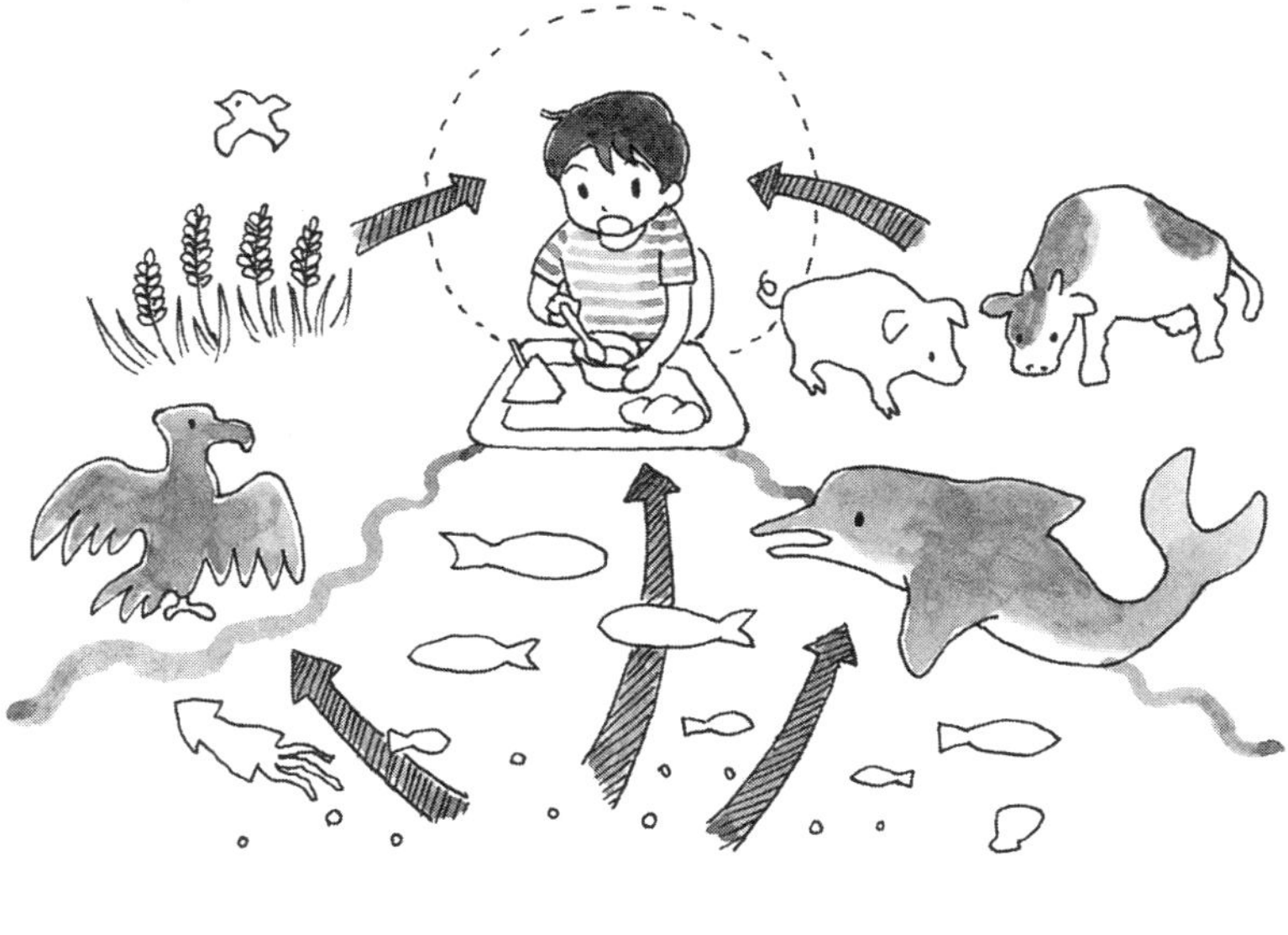

に体内に入ったダイオキシン類は、脂肪に取り込まれやすく、体内に蓄積します。そして、先ほど述べた生殖毒性のほかにも発がん性、催奇形性《さいきけい》、免疫毒性などさまざまな毒性を持つ病状となって現われるのです。

日本のゴミ焼却施設の数は世界一

日本のゴミ焼却施設の数は、世界一といわれています。

一般廃棄物の焼却施設の数は、アメリカが一四八か所に対し日本は一八五四か所、ドイツは五三か所、カナダは一七か所です（一九九三年調べ。二〇〇三年のデータでは日本は一二六〇か所となっているが、数の減少は施設の巨大化を意味する）。そして、日本でゴミの焼却によって大気中に排出されるダイオキシンの量は、ヨーロッパの環境先進国に比べると、ひと桁《けた》もふた桁も多いのです。そもそも国土が狭く、人口密度の高い日本が、アメリカの約一〇倍もの焼却施設を設置し、ゴミを燃やしつづけていることを思うと、喘息《ぜんそく》やアレルギー疾患《しっかん》の人たちが多いのもうなずけるというものです。

月経対象年齢の女性たちが少なくとも、月経用品を布ナプキンに切り替えて、使い捨てることをなくしたら、日本中のゴミはずいぶんと軽減され、空気中の二酸化炭素やダイオキシン汚染はみごとに減るでしょう。そして自ら実行してその大切さに気づいた女性たちが、乳幼児のオムツや介護用のオムツ、また尿失禁《にょうしっきん》パッドにまで関心を広げたら、この国が気にしているCO^{2}の削減目標も一気に達成可能に近づくのではないでしょうか。

『複合汚染』と『沈黙の春』

蒸し暑い夏なのに米にコクゾー虫がつかないのはなぜか？　有吉佐和子さんが著作『複合汚染』（一九七五年）に書いてから三〇年がたちました。あの本には、「人間の病気については医学という学問があるが、人間の健康については学問がない。だから何をもって人間の健康を規定するか、少しもはっきりしていない」とも書かれていました。『複合汚染』から三〇年たった今は、もっと食品添加物の量も増え、大気の汚染もひどくなっていますから、事態はもっと深刻です。

そもそも「複合汚染」というのは学術用語です。二種類以上の毒性物質によって汚染されることを言い、二種類以上の物質では相加作用および相乗効果が起こることを前提として使われます。

わかりやすく言えば、排気ガスやダイオキシンで汚染された空気を呼吸し、農薬で汚染されたご飯と、たぶん農薬を使っているがどんな農薬かまるでわからない輸入の小麦と輸入の大豆で作られ、防腐剤の入った味噌に、化学調味料を入れて味噌汁を作り、着色料の入った佃煮や、米とは別種の農薬がふりかけられている野菜を食べ、殺虫剤のかかった茶葉に着色料を加えた日本茶を飲む、という具合です。

私たちが日常、体の中に入れる化学物質の数は、現在では認可を受けた食品添加物だけでも一〇〇〇種類を超え、それを私たち日本人は一年間に四キログラム（一日約一一グラム）も食べているといわれています。農薬や大気汚染物質を勘定《かんじょう》すると、いったい何種類になるのでしょう。食品添加物も農薬も、一つ一つについては極めて微量であるし、厚生労働省も農林水産省も責任をもって安全を保証している毒性物質であるから、何も心配することはないということになっています。けれども、その慢性毒性や体内に蓄積することを考慮した国際基準から見れば、日本人の摂取量は妊婦も含む国民全体の将来にとって決して許容できる量ではありません。ダイオキシンについてはすでに述べましたが、日本人はダイオキシンを一日に体重一キロあたり一二ピコグラム以上摂取しており、その

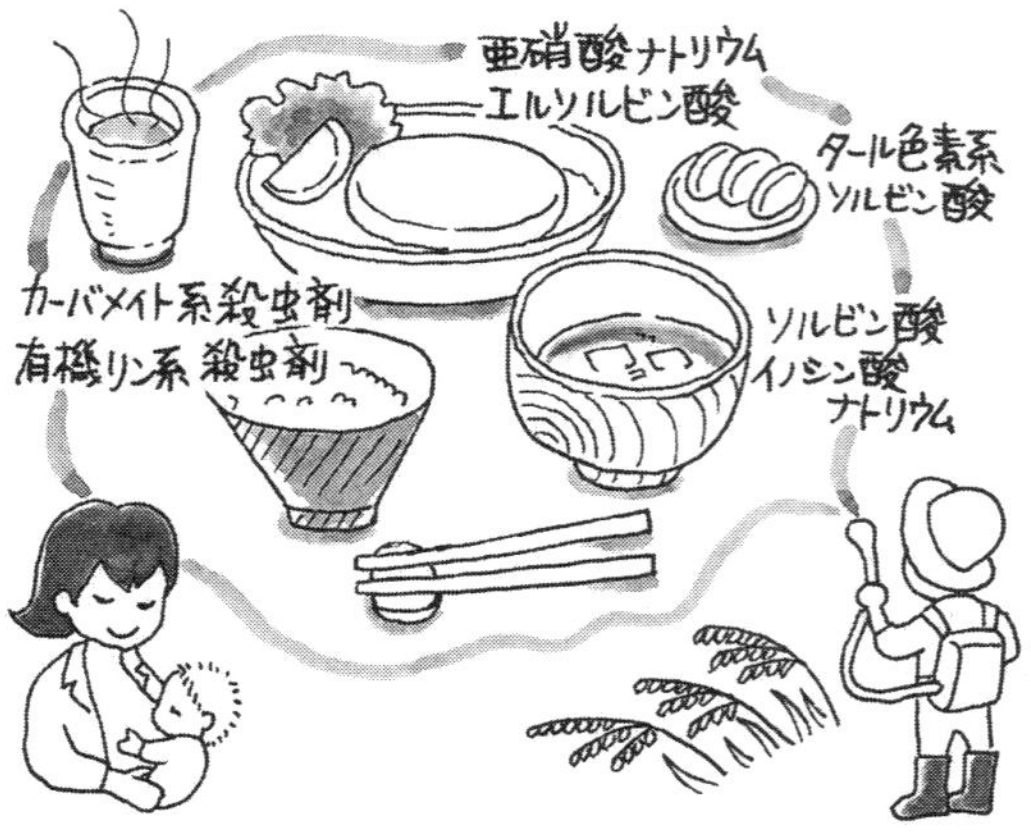

約九八%は食品から入っているという算出データがあります(宮田秀明著『よくわかるダイオキシン汚染』)。加えて、病原性大腸菌O《オー》157による食中毒発生などという事態の時には、水道水の塩素濃度が予告もなしに七倍にされたりということが平気でおこなわれてしまうし、遺伝子組み換えの野菜が難なく食卓に迎えられ、BSE(牛海綿状脳症《ぎゅうかいめんじょうのうしょう》)で死亡する人が出るのが、今という時代なのです。

有吉さんの本よりさらに一三年前、レイチェル・カーソンの『沈黙の春』(原書は一九六二年)が書かれました。レイチェル・カーソンは、農薬の危険性を知らしめるために、自らの健康を犠牲にしても書き上げねばならないと、数々の苦難の道を経てこの本を書きました。そしてそこでは、すでに始まっている「どこまでも断ち切れることなく続いてゆく毒の連鎖」を私たちに教え、警告を発していたのです。

ダイオキシンで汚染された野菜は誰も食べたくはありません。では自分が使い捨てた生理用品からダイオキシンが出ているという事実は、どこに責任を持っていけばよいのでしょう。実際に環境が汚染されていることに対して、自分は何も荷担していないような顔なんて誰もできないはずなのに、ゴミとして回収されたあとはまるで最初からなかったかのように思ってしまえるのですから、これは一種の感覚麻痺《まひ》です。実際、私も長い間そのことに気づかず、合成洗剤を使わない生活や添加物や農薬を使わない食材にばかり目を向けて体や環境のことを考えてきた一人でした。

エコ・ナプキンですべてがつながった

初めて私が『沈黙の春』を読んだのが二五年以上前のことでした。そして必然的に『複合汚染』に私の中でつながっていきました。けれど、それらはまだ断片的な知識として私の中の箱に、資料としてしまわれていたのだと思います。

その後三人の子どもを育て、玄米を中心とした食と雑貨の店「スペース・ムウ たべものや」を始め、布製のナプキンに出会い、それを自分が使うだけでなく、たくさんの人たちにヒントとして発信してきて今やっと、すべてがはっきりとつながり、「毒の連鎖」の持つ意味を身をもって受け止めることができました。そしてそれは、このエコ・ナプキンの普及を進める過程で、素材に選んだネル生地の安全性を追求していくことで、よりいっそう明確になってきました。

『奪われし未来』の中には、化学物質の汚染から少しでも免《まぬが》れる具体的な方法として、動物性脂肪を摂《と》ることは極力控えたほうがよいという提案がありました。大半の化学物質は脂肪の食物連鎖を介して広がってゆくので、肉や魚、特に食用として大量に飼育されている動物の肉や汚染海域の魚介類などを日頃から食べていれば、それだけ有害な環境ホルモンや化学物質を体内に蓄積していくことになるのです。マクロビオティックや菜食主義という入り口からではなくとも、この六〇年、二〇世紀の半分以上を費やして世界中にばらまかれてしまった化学物質汚染から身を守るという視点でも、野菜や穀物主流の食事を選択するという方向は大切なものになってきました。

このことも、エコ・ナプキンを使うようになってからはっきりと実感できるようになったことの一つです。実際に野菜や穀物中心の生活をしていると、月経血は透き通ったきれいな赤色に変わってくるのです。

今世紀初頭に活躍した米国の博物学者で思想家のジョン・ミューアは「何でもよいが、ある対象だけ拾い出してみよう。するとそれが、この宇宙の森羅万象と目には見えない無数の紐《ひも》で分かちがたく結ばれていることがわかるはずである」と書き残しています。私はこれを「エコ・ナプキン」で実践してみたような気がします。そして、つくづく女性という性に生まれてよかったと、深く納得しています。

エゴからエコへ

使う人が、より安全性を求めるのは当然のことなのに、なぜか便利のほうを優先してしまい、結果として健康障害を受け入れてしまう。ちまたの情報は、あふれんばかりのモノの便利さ、手軽さを視覚や聴覚に訴えつづけるので、私たち自身のからだに対する感覚が麻痺してしまっているのだと、「エコ・ナプキン」を通してそのからくりに気づきました。現在の消費文明と社会構造の中では、体の不調の本当の原因までが見えにくくなってしまっているのです。

便利でお手軽をやめ、「エコ・ナプキン」を使用して不快よりも快を味わった人たちからは、「次の生理日が待ち遠しくなった」「うっとうしくてわずらわしい生理が、自分が洗って準備していた布ナプキンをまた使えるという喜びに変わってきた」と、本人さえ予測していなかった自分の変化への内なる喜びが飛び出してきます。さらに、「罪悪感がなくなった」という感想もあり、とても共感できました。自分の生理（月経）の経血を、手軽で安いけれど安全性の確かでない市販品の使い捨てナプキンにゆだねてしまっている、という毎月つきまとうモヤモヤからやっと抜け出せた、その想いは私も同じだったからです。

女性特有の月経というからだの仕組みが備わっていることで、気づきのチャンスが男性よりも一つ多い、と考え方を変えてみませんか。布ナプキンはまさに、エゴからエコへの入り口なのです。ちょっと不便だけれど、味わったことのない快感がもたらされるのです。

Ⅱ　元気な女たちの手作りナプキン

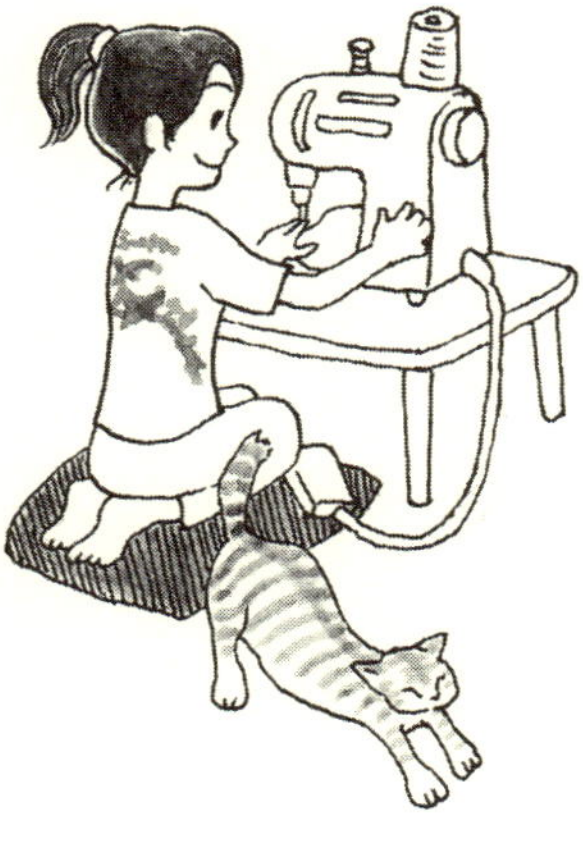

エコ・ナプキン仲間が増えていく

エコ・ナプキンの完成、そして普及活動へ

一九九六年に初めてオーストラリアの布製ナプキンを手にして以来、私と仲間の女たちはその製品をモデルに試行錯誤《さくご》を重ねた末、ネル生地に草木染めを施《ほどこ》した「エコ・ナプキン」大・中・小の三枚セットを考案しました。そして九八年四月から、これを普及させる活動を始めたのです（当初は市販の白いネル生地を購入して使っていたのですが、一九九九年四月からは無漂白《むひょうはく》のネル生地に切り替えました。これについては別の章で述べます）。「普及活動」というスタイルをとったことが、このエコ・ナプキンの大切なポイントです。

注文者が増えた時に、対応する場所が私たちのところ一か所しかなければ、当然量産しなければならなくなります。製作工程の手を抜くことなく、ニーズに対応するためにはどうしたらよいか……。考え抜いて、普及というスタイルで輪を広げていくことに思い至ったのです。

エコ・ナプキンに共鳴する人たちが全国各地で普及活動の拠点となり、自分たちで縫《ぬ》ったり染めたりすれば、その分だけたくさんの必要量に応えられるばかりか、地域で顔の見える関係でこれを広めることが可能になります。手始めに、娘たちや友人たち、親や地域の人たち……と自分の居住地域の小さなネットワークからスタートすれば、体験者がスピーカーになってくれるでしょう。実践者を無理なく増やしていくことを優先したスタイルです。経済を最優先した従来の流通は、環境汚染というつけを子孫にもたらしてきました。それとは逆の伝播《でんぱ》のあり方を選択したのです。

エコ・ナプキン普及活動の大切なメッセージは、

「自分で使う生理用品は、手作りできる」

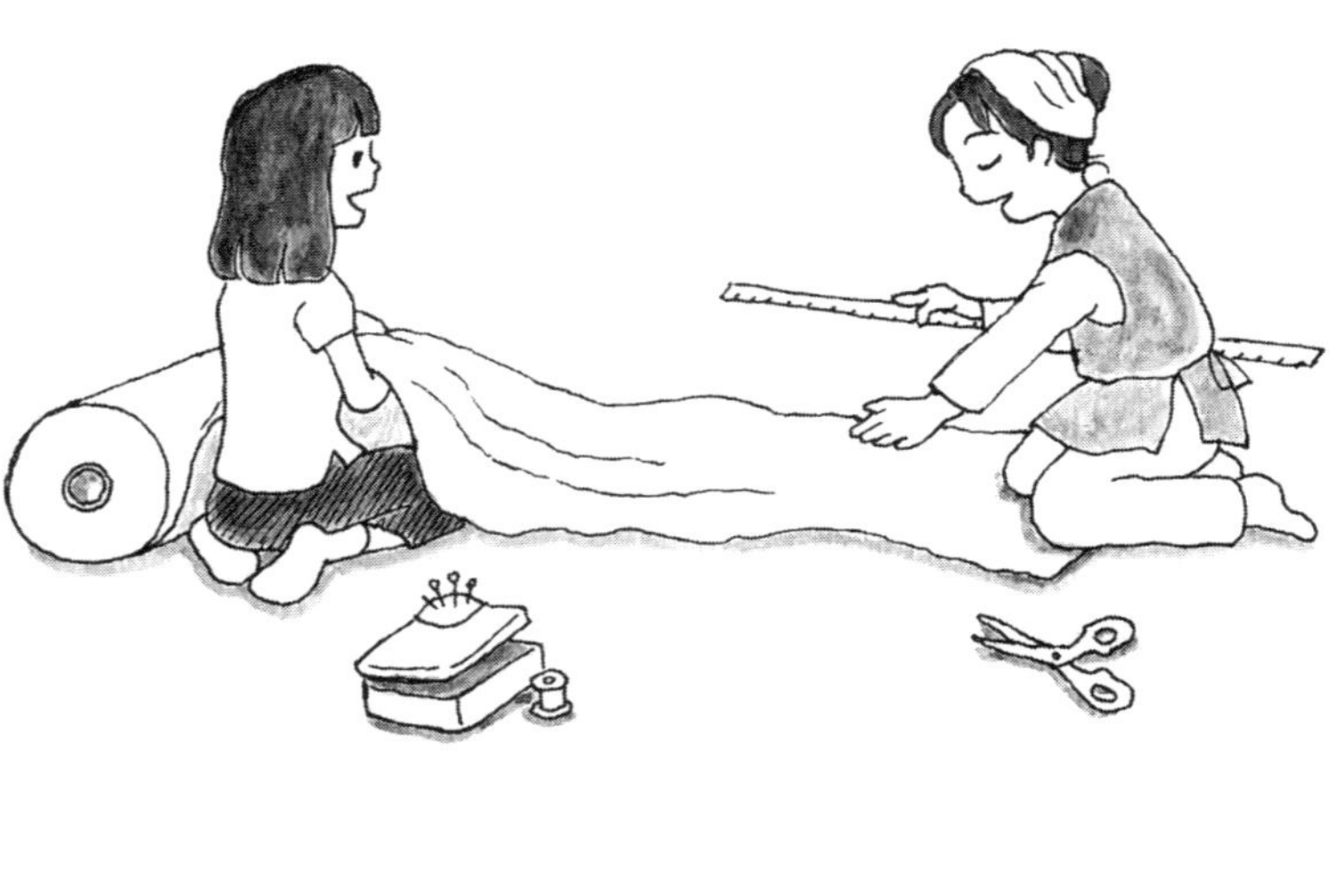

ということです。これを広める方法として、次のような形をとることにしました。
◎草木染めを施した完成品のエコ・ナプキンを、提案品として普及価格(実費)で提供する。
◎自分で作るためのネル生地（反物《たんもの》または手作り用キット）を普及価格で提供する。
そして、この普及活動をスムーズに広げていくために、求める人（注文者）との関係が明快であることを大事にして、商品として流通させたり、不特定の人を対象とした通販や店頭販売は避けることにしました。何よりも小学校高学年や中学校の女の子たちが手に入れやすい頒布《はんぷ》価格を維持したいと思うからなのです。

輝く白さはダイオキシン

現在、市販されている使い捨ての生理用ナプキンは薬事法《やくじ》で「医薬部外品」、タンポンは「医療用具」に指定されています。厚生労働省の認可を受けなければ製造・販売してはいけないことになっているのです。その認可基準によると、生理用ナプキンは「色は白色で、吸収力は本体の重さの一〇倍でなければならない」のだそうです。

生理用品は白くなくてはいけない、だからそのためには塩素漂白もいとわない、というのでしょうか。塩素漂白がダイオキシンの問題と背中合わせであることは、前の章で見てきたとおりです。吸収力が本体の重さの一〇倍なくてはいけないということは、吸収ポリマーなどを使うことが前提となるでしょう。薬事法は医薬品とそれに準ずるもの（医薬部外品など）の安全性と有効性を確保するための法律なのだそうですが、「安全」とはいったい何なのでしょう。衛生を強調するための輝く白さの塩素漂白は、百害あって一利なしです。

エコ・ナプキンの普及活動を始めた当初は、この規制の枠《わく》が気になっていました。普及を志した人の中には、保健所に許可を求めて出向き、「生理用の布製ナプキン製造では許可が出なかったので、活動はやめます」と言ってきた人もいました。

でも、自分の生理用品を自分で作るのには許認可はいりません。そもそも現在の生理用品基準が定められたのは一九六六年（昭和四一年）のことで、合成化学物質の有害性がまだそれほど論じられなかった時代です。そんな枠組みを気にするより、市販の生理用品が自分の体にとってどうなのかという不安を持つ女性たち、布製ナプキンを使ってみたいと思う女性たちの感性に直接訴えかけていけばいいのだと、シンプルに思いました。

広がる輪

これは「女が女のためにできる普及活動」です。立ち上げた試みがどんな反応を得るだろうか、という一抹《いちまつ》の不安はありましたが、始めたからには簡単に引けないぞと、活動途

このエコ・ナプキンは商品ではありません。

私たちは、試行錯誤を重ねながら、今お手元にお届けしている大・中・小三枚セットの草木染めのナプキンを考案、女性の健康と環境にもたらす害をより少なくできればと、普及活動を始めました。すでに市販されている布製ナプキンとは比べものにならないほどの値段設定です。ひろく普及させたいという私たちの願いから、できるだけ手渡しやすい値段で、そして子どもたちにも行きわたらせたいと考えたからです。ほとんどが材料費と必要経費で、手間賃はほんの少しだけという実状です。

貴女《あなた》のヒントにしてください。

使用してくださる貴女のヒントになれば幸いです。そしてぜひ、お仲間を募《つの》って作ってみてください。そして、貴女の周囲で広めてください。何度でも洗って使えば、ゴミを出さなくて済みます。つながる生命（いのち）…子や孫たちの代に…汚れた環境を手渡したくはありません。ぜひ布製「エコ・ナプキン」の普及にご支援とご協力をお願いいたします。地域でグループができたらお知らせください（お近くの方をご紹介できます）。

「エコ・ナプキン」普及の呼びかけ文より抜粋
（1999年３月）

中でのトラブルはすべて引き受ける覚悟を決めました。

エコ・ナプキンは少しずつクチコミで広がりはじめ、またエコ・ナプキンに添付《てんぷ》した文章に共鳴してくださった女たちから、「作って広めたい！」という声も届くようになりました。以来、注文や問い合わせ、相談に応えながら、ナプキン作りをする日々が続いています。時に新聞や定期購読誌などで紹介されて注文が殺到すると、来る日も来る日も布を裁《た》ったり縫ったり、リュックを背負ってヨモギを摘《つ》みに出かけたり、枇杷《びわ》の木に登ったり、真夏でもストーブを焚《た》いて染液作りをしたりと、我が家は大わらわです。

今年で八年目になるナプキン作りですが、縫製《ほうせい》を引き受けてくれている仲間をはじめ、その時々にいろいろな形でたくさんの女性たちが協力してきました。普及メンバーとなってエコ・ナプキンを作って頒布している人たちは、今では全国にいます（連絡先を本書に掲載することを承諾してくださった方々については巻末でご案内しています）。

また、エコ・ナプキンを作って広めるというやり方とは別に、助産師、歯科医、教員などの職業を担う女性たちが、布製ナプキンの話をしたり安全な素材として紹介してくださっている例や、近所の有志で講習会や講演会を企画してくださる例もあります。普及活動のスタイルは人によってさまざまです。

仲間たちの声

使ってよかった！

エコ・ナプキンに出会った感動、その使い心地のよさは、実際に使ってみた方の声を聞いていただくのが一番だと思います。まずお二人の感想をご紹介します。

何とも柔らかくて心地いい、そういえばこの感触は、赤ちゃんの時に産着《うぶぎ》やおむつを初めて肌《はだ》にあてられた時のそれと似てるんじゃないかしら。記憶にあるはずもないのに、エコ・ナプキンを使った時の包まれたような温かさを感じたのは私だけではありません。娘も「柔らかい。ちょっとくすぐったいけど」とうれしそうな表情をしたのです。

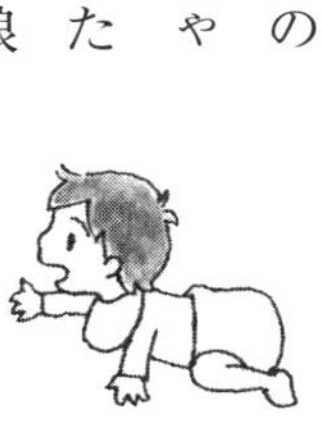

私が初めてこの布のナプキンのことを知ったのはつい最近のこと。〝思いこみ〟とは本当に恐《こわ》いもので、「もったいない」「せめてリユースを」の思いが強くて捨てられない性分《しょうぶん》だと思い込んでいた私自身、生理用品は使い捨てでも仕方ないと思い

込んできていたのです。でも考えてみれば使い始めた頃の脱脂綿や布がアッという間に生理用品として「発達」し、ハネがついたの、薄型だの、夜用の何やらと、必要以上のことを付加され、どうでもいいことの差の範囲の中の競争に踊らされていたのが実状です。

おむつが陽ざしの中で風にゆれている……そんな風景を見なくなってどれくらいたつのでしょうか。あぁ、あそこの家、赤ちゃんが産まれたんだ、と道を歩きながらも生活の中の喜びを分けてもらっていた時代、ほんの七～八年前のこと。十年もたたないというのに、私たちは大切なものを見失ってきてしまいました。

スペース・ムウから送られてきたエコ・ナプキンは一枚一枚丹念に作られ、さらに草木や野菜で染められ、そして使う前にちょっと心配した、ずれたり、もれたり、もありません。綿の偉大さを感じさせられる、まさに魔法のナプキンです。

便利を追い求めた結果の失ったものの大きさ。私たちの手に残ったものは何だったのか。どこかでこのサイクルを切らないと窒息してしまいそう。そう思っていた矢先に出会ったのが、このエコ・ナプキンだったのです。

（日比野恵子さん）

※この手紙は一九九九年六月に届きました。

エコ・ナプキンを知ったのは、新聞記事を目にしたことがきっかけでした。でも実際に購入しようと思ったのは、紙ナプキンのせいでかぶれることがたびたびあり、数か月前にはかぶれと便秘が重なって「ぢ」になってしまったからでした。そしてエコ・ナプキンを注文して送っていただいたわけですが、使う前は「布ナプキンはかぶれたりしないだろうけど、吸収力が弱くて使っている間はビチャビチャして気持ち悪いのでは……」とか「一時間おきにとりかえないとすぐにモレちゃうのではないか……」と少々不安でした。ところが使ってみてビックリ!! 吸収力は紙ナプキンより良いのでは……と思えるほどいつもサラサラで、洗いたての下着をつけているようです。また、経血が多い日でも「大」を使用すると三〜四時間とりかえなくてもまったく大丈夫でした。夜寝る時も「大」をななめに広げて「中」か「小」を対角線上に置いて包んで使うと、夜用スーパーもかなわないほどの大きさと吸収力で、安心して寝られました。また私は生理中もムレるのがいやで、ふつうのコットンの下着をつけることが多いのですが、エコ・ナプキンはネル地なので、スナップ等がついていなくてもズレたりしません。それに、カシャカシャしないし、自分が生理中なのを忘れるほど気持ち良い使い心地です。

洗濯も、水かぬるま湯につけておいてから洗うと、ハンカチほどの大きさだし手軽に洗えます。また、紙ナプキンのようにいつもストックがあるか気にしなくてよいし、ゴミも減らすことができるし、一石二鳥、三鳥、四鳥ですよね。

この使用感のよさはぜひほかの方にも知ってほしいです。うっとうしかった生理も何か楽しみになったりして……。仲良しの友人にも、早速エコ・ナプキンの完成品とキットを数組プレゼントして、とても喜ばれました。大切な自分の体のために、もちろん環境のためにも、エコ・ナプキンがもっともっと普及していってほしいと願う今日この頃です。（小島尚美さん）

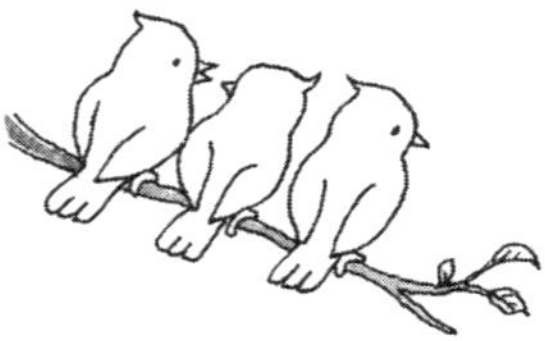

※この手紙は一九九九年七月に届きました。

この活動の素晴らしいところは、体験者の声が直接伝わってくることです。申し込んだ人たちからの郵便振替通信欄《らん》に走り書きされた一言を読むのも楽しみなのです。

「一度使ってみたらとても心地よく、ちっとも不便だとか面倒だとかと感じませんでした。全面的に布製へと切り替えようと思っています」

「自然のプレゼントをありがとうございます。娘にもぜひ伝えていきたい。二一世紀を生きていかなくてはならない娘に……」

「うやむやではなく、とことんつきつめて考えるといろいろな生き方があるのですね。エコ・ナプキンは地に足がついています」

「とてもやさしい色、肌触りで次の生理が楽しみになりました。長い間こわいことしていたなー（タンポンも使っていました）と悔やまれます」

「使ってみて、よりよい環境作りのヒントにもしていきたいと思います。一人一人が考えていかなければ子どもたちの未来が心配ですね。手間がかかることを楽しみながら、単なる便利さから脱出しましょう」

「実際に布ナプキンを自分で染めてみて、何というかショックを受けました。それは女性として、大切な、そして根本的なこと、自然な形で生理を迎えるということを、あらためて考え直すということに対してだろうと思います。それによって、私自身感じている生理の不快感や大量に出るゴミとしてのケミカルナプキンを見直さないと、という想いが自然に強くなりました」

普及メンバーの声

九州で普及活動の名乗りをあげ、三人でエコ・ナプキン作りをしている「月のわぐま」のメンバーは、こんな原稿を寄せてくれました。

エコ・ナプキンと私

松尾ゆかり

エコ・ナプキンを普及するようになって、よく言われる言葉は「えーっ、洗って使うの?」使い捨てに慣れている人たちにとってそれは自然な言葉なのだろう。

自分はどうだった?　めんどうくさがり屋の私も、確かにいちいち洗うのが続かないかなーと思ったような気がする。でも飽きっぽい私が五年近くも続いていることを思えば、これはスゴイことだ。しかもエコ・ナプキンはもう手放せない。

それから、よく聞かれるのは「洗って落ちますか?」「えーまぁ」と答えながら、心の中では「落ちなくてもいいやん。汚いものじゃないんだし」などと思っている。

昔から、自分の体の中にあるものが外に出た瞬間に汚いものになるのはどうしてだろうと、思っていた。たとえば、つば、たん、鼻水、大、小(?)……本当に出たとたんに豹変《ひょうへん》するのだ。生理の経血もそうだ。トイレの汚物入れに捨てられたそれは、黒いビニールで包まれ、鼻をつままれ、見るにもかぐにもおぞましいものとなってしまう。同じものなのに人の考え方ひとつで違うものになるのはおかしなことだ。

私にとってはエコ・ナプキンはそれを考えなおすきっかけとなった。生理はうっとーしいものではなく大切なもの。経血は汚いものではなく自分の体の一部であり、大事なものなんだってこと。

おどろきながら楽しみながら、エコ・ナプキンを作り続けたい

武藤佳穂里

私の使っているロックミシンは亡き義母のもので、二〇年以上も前の代物なので、気まぐれで困ってしまう。急いでいる時や焦《あせ》っている時に限ってつむじを曲げる。「何で縫えんと〜」とかんしゃくをおこせば、もっと調子が悪くなる。そんな私を見て七歳の娘みくが突然「ミシンさんがんばれ」と後ろで応援をはじめた。するとウソのようにダダ〜と縫えたのだ。「?・?・?……」すごい！　その後も娘の優しい言葉を背に受けながら、なんとか縫い上げることができた。

月のわぐまの三人は、分業しつつ、できる人がやれることを……という感じで無理のないように作業している。ほかの二人のメンバーがそれぞれ反物を持ち、布をカッ

トして私のところにやってくる。それを縫って、湯通しする。

次の日の天気を確認しながら、染めの下処理用に、大豆を水につけて呉汁《ごじる》の準備。絞《しぼ》ったあとの大豆は柔らかくゆでていろいろな料理に活用している。大食ぞろいの我が家では、これがいちばんの楽しみかな。

私がいちばん好きな作業が染め！　本当に心が落ち着く。単純な作業だが、誰かが見ているわけでもないのに、一つ一つ丁寧《ていねい》に正直に染めたいと心から思う。「染めたいようにしか染まらない」そんなことを感じながら、この時代にしか出せない色に染め上がったエコ・ナプキンがいとおしくてたまらない。

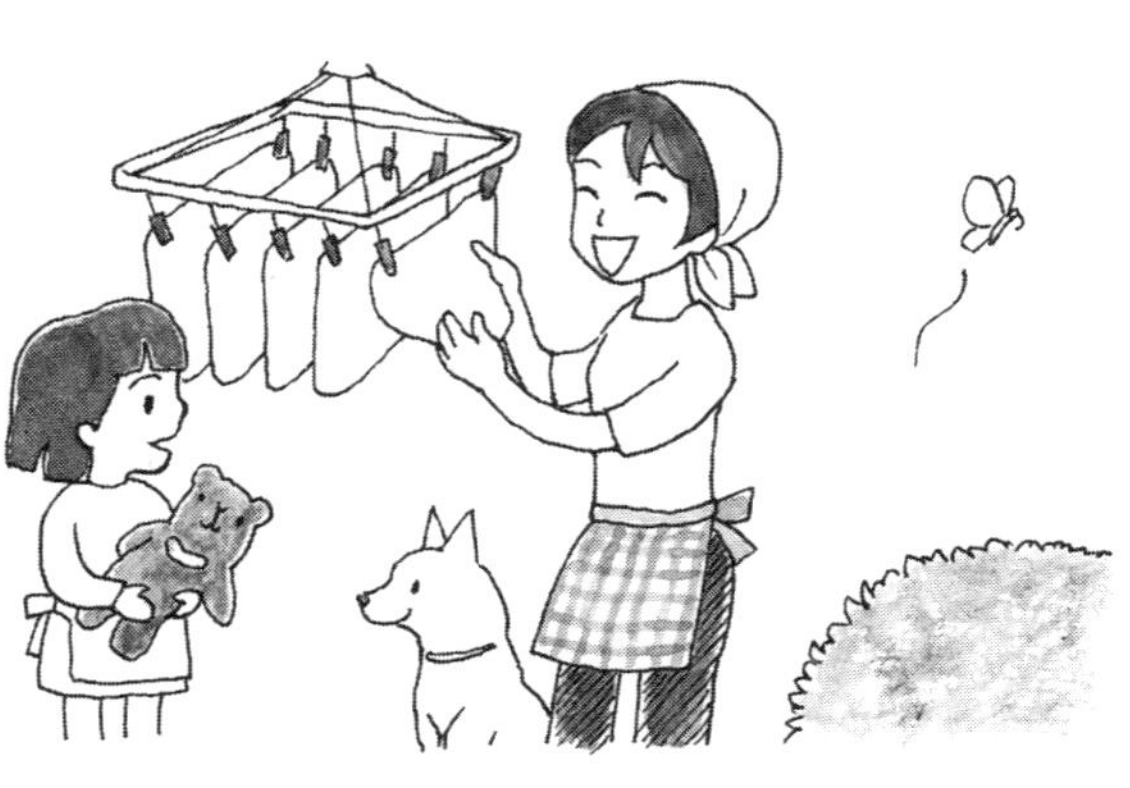

卒論で布ナプキンを取りあげた女子大生たち

『月経用品を考える 月と私と布ナプキン』と題した卒業論文が私の手元にあります。

井海緑《いかいみどり》さんが「卒論で取りあげたいので、布ナプキンのことを教えてほしい」と言って私を訪ねてきたのは七、八年前だったでしょうか。「まず自分で調べられることがあるでしょ」と話したら、彼女は素直に「そうですね」と帰っていきました。その後、彼女は自力でこの卒業論文を書き上げたのです（一九九九年）。この論文の内容に共感した「苫小牧《とまこまい》の自然を守る会」の人々が自分たちの勉強用にと、この卒論を印刷したところ、話題を呼んで、関心のある人々の間に広がっているということです。

井海さんは、「月経は、まだ成熟していない少女の頃は新月に来るが、女性として成熟するにしたがって満月に来るようになる」という話を聞き、それが本当だったらすごいことだけれども、嘘《うそ》だろうと思っていたそうです。ところが彼女自身、布ナプキンを使いはじめてから、みごとに月の満ち欠けと月経周期が重なるようになりました。しかも、それまでは月経の前兆《ぜんちょう》というものがなく、ある日突然始まってしまうので困ることが多かったのが、月経の始まる二日前くらいから胸が張ることに気づくようになったといいます。これらの変化を井海さんは、「月経をきちんと受け入れられるようになったからのような気がしてならない」とあとがきの中で書いています。

卒業論文の題材に布ナプキンを選んだことで、井海さんのライフスタイルはみごとに本人の納得を裏付ける方向に進んでいきました。

もう一人、長崎大学環境科学部（二〇〇二年卒業）の川原のりこさんの卒論のタイトルは『月経用ナプキンが女性の意識と身体に与える影響と、今後の布ナプキンの普及の可能性について』でした。これは私たちもアンケート調査に協力しました。川原さんは卒業後も、普及活動に積極的に関わっています。

若い女性たちのファッションを見ていると、つい足腰の冷えを心配してしまう昨今ですが、この二人の存在を私はとても心強く思います。

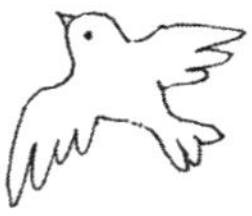

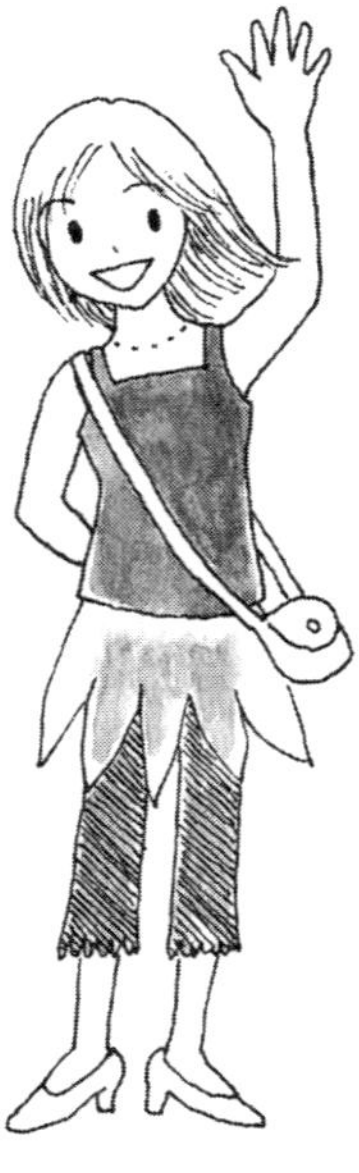

エコ・ナプキンで体が変わっていく

女性たちの悩み

エコ・ナプキンの活動を始めてから、月経不順や重い月経痛、かぶれやかゆみ、また子宮筋腫《しきゅうきんしゅ》や子宮内膜症《ないまくしょう》に悩む女性の実に多いことを知りました。彼女たちは、エコ・ナプキンを使いはじめてから、そうした症状が軽減したり解消したりしたと、具体的に自分の身に起こった変化を話してくれます。それまではみんな人知れず悩んでいたのです。

「布ナプキンと出合って二年ほどになります。生理不順や重い痛みで、長年困っていたのですが、布のものを使いはじめてから、順調になり、痛みもずいぶん軽くなりました」

「使用して半年ですが、何年もステロイドの入った軟膏《なんこう》を塗《ぬ》りながら、その場をしのいでいた陰部のかゆみが、嘘のようになくなり、快適な日々を過ごしています」

「月経期間が短くなりました」

「だらだらと常時月経血が流れ出ているということがなくなり、トイレに行った時に、ドッとまとめて出るようになりました」

特に、月経血がだらだらと出ることがなくなったと話してくださる人が多いことで、女性の体にとって本来の月経とはどういうものであったのか、ということを改めて考えさせられました。石油や化学物質を主な素材として作られている使い捨てケミカルナプキンを、長年にわたって多用してきたことで、私たちは本来の体の仕組みや機能の低下を自ら招いていたのです。布ナプキンを使うようになったことで、子宮の機能が回復してきて、かつての女性たちのように月経血のコントロールが可能になったのではないでしょうか。

こうした変化は二〇～三〇代の若い人ほど顕著《けんちょ》にあります。そして私のように、月経期間の後期になってからエコ・ナプキンを使いだした人は、更年期《こうねんき》の障害が少ないのでは、と思います。自らの体験から思い当たるのです。

また、普及メンバーの中に子宮筋腫のある人が二人いましたが、布ナプキンに切り替えてから、毎年の検診で筋腫が小さくなっているそうです。自らが使うナプキンばかりか、たくさんのナプキンに薬効《やっこう》ある草木染めを施していることで、彼女たちの体に何かしらプラスの作用が働き、免疫力《めんえき》が高まってきた結果ではないかと、私には思えます。

汚染社会に適応できない人たち

「化学物質過敏症《かびん》（BS）」、「電磁波障害《でんじは》（GS）」、「パニック障害」……これらの病名は今では耳新しい言葉ではなくなってきました。

微量でも有害な化学物質が混入されている製品に、過敏に反応してしまう女性たちは大変な月経期間を過ごしています。市販のケミカルナプキンを当てた皮膚の部分が真っ赤に腫《は》れ上がってしまい、皮膚科に駆け込んだり、毎回ハンドタオルを当てていたり……。

そんなふうに他人よりも辛い期間を過ごさざるを得ない人たちが、エコ・ナプキンの普及活動を始めてくださるのには感動してしまいます。彼女たちは外出もままならず、極力化学処理されたものに触れないように気を配りながらの生活を余儀《よぎ》なくされています。その中の一人からは、手紙も鉛筆で書かれたものが届きます。寝具から下着や靴下、室内のカーテンにいたるまで、無漂白ネル生地で作っています。

「自分にとって大丈夫なモノは人にも薦《すす》められるので」と、エコ・ナプキン作りを始めた人もいます。

また、「私はパニック障害なので外出できません。エコ・ナプキンの普及活動なら家にいてもできるので希望が湧きました！　安心な素材で体に負担なくできることを長い間探してきました」と打ち明けてくれた人もいます。いただいたお手紙にはこんなふうに書かれていました。

「ネルのナプキンは、染めるときが一番楽しく、使うときも楽しく、体にも良い（私も枇杷が一番好きです）。ただ手間がかかりますが、私は手先を使うことが好きなので、ぜひお仲間に加えてください。こういうふうに自然なものを取り入れていくうちに、パニック障害や子宮内膜症も（これがまたときどきやってきてお腹が痛いんです）治っていくと、信じています」

広がるエコ・ナプキンの使いみち

島根県で自然育児相談所を開設していらっしゃる助産師の持田弘子さんは、エコ・ナプキンを出産や出産直後のケアに使ってくださっています。また、授乳中のお母さんで市販の母乳パッドにかぶれる人にもあげて喜ばれているそうです。

エコ・ナプキンにはいろいろな使いみちがあります。すでに閉経を迎えた私と同世代の女性たちも、「もう終わったから」と背を向けないでほしいと思います。尿失禁《にょうしっきん》対策への甘い誘いが次に待ち受けているのですから……。

七五歳の女性からの手紙です。

「友だちとのおしゃべりの中で、ときどき軽い失禁の話が出るようになりました。いろいろな雑誌に失禁用パンツやナプキンの案内が出ています。今までまったく関係のない用品と思っていたのですが、近い将来必要になるのですから、あわてないように準備しておこうと購入してみました。どんな感触か身につけてみました。排尿はしていないのですが、体温でムレるというか、何とも気持ちが悪く、こんなものを身に付けることになるのかと悲しくなってしまいました」

エコ・ナプキンの完成品をこの方にお送りしたところ、「先の人生を気持ちよく暮らせるための最高のプレゼントと、使うことが楽しみになってまいりました。これで胸のつかえがなくなりました」という気持ちのこもったお手紙をいただきました。普及活動冥利《みょうり》に尽きる瞬間です。

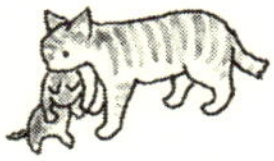

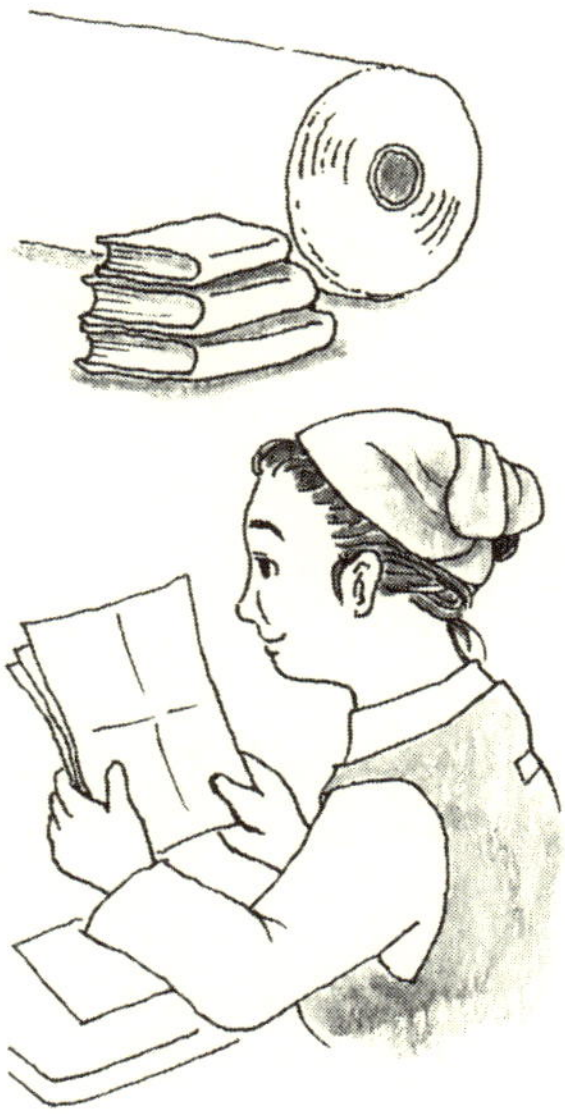

子どもたちにもエコ・ナプキン

おとなの責任

数年前、四人の子どもの母親だという方からこんなお手紙をいただきました。
「五～六年前に布製ナプキンに出会い『目からうろこ』でした。これよこれ！と使っています。長女が小五となり、学校の保健体育の性教育の授業で配られた〈花王の紙ナプキン〉のサンプルと〈大人になるということは〉というパンフを持ち帰ってきました。う～む。エコ・ナプキンとガイドブックをもって養護の先生のところに行ってこようかしらんと考えています。子どもたちに、何を伝えるかは、おとなの責任ですよね」

エコ・ナプキン普及の目標の一つは、初潮期の子どもたちに、生理用品の選択肢《し》の一つとしてエコ・ナプキンの存在をアピールすることです。有害化学物質のまっただなかに生きている子どもたちに、体内汚染源とも疑われるようなケミカルなナプキンの使用を避けてほしいのです。「シンプルな形のエコ・ナプキンは手作りがしやすく、薬効のある草木で染色することで、より体にやさしく衛生的で、吸収力もよく、何よりも月経期間中の不快感から解放される」ということを教えていきたいと思います。

小学校で紹介されたエコ・ナプキン

二〇〇二年二月に、埼玉県のある小学校で養護教諭の上石《あげいし》しょう子さんが六年生の女子児童を対象に、生理用ナプキンの選択肢の一つとしてエコ・ナプキンを取りあげてくださいました。説明用の資料も作り、具体的に無漂白ネル生地を見せて保護者からの申し込みも受け付けるという試みでした。男の子たちにも、お母さんに渡すように、担任の先生から資料を配ってもらったそうです。反応は大いにあり、私のところにも子どもたちが書いた感想文を送ってくださいました（この時のことは上石さんの著書『子どもたちから地球への発信』の中で紹介されています）。

また最近では、東京都大田区の中学校の家庭科の授業でエコ・ナプキンに取り組んだという例がありました（二〇〇五年五月）。

小・中学校の養護教諭や家庭科の先生たちが、自らもエコ・ナプキンの体験者となり、学校という教育の場で取り組んでくださることは、先の長い月経期間を体験する子どもたちにとってても幸いなことです。一人でも多くの教育の現場にいらっしゃる方に、この活動が受け入れられることを望むと共に、そのための努力は惜しまないつもりでいます。

ほけんのはなしをきいて わかったことやもっとしりたいと おもったことをかきましょう。

6ねん 1くみ なまえ [redacted]

私は せいりのとき、使い捨てのナプキンを使っていました。時々、かゆくなったりもしました。今日の話をきいて、エコナプキンを使ってみたいと思いました。使い捨てナプキンを使うと体にもあまりよくないし、ゴミがたくさん出てしまう。でも、エコナプキンだと体にいいし、何回も洗って使えるので、ゴミも少しはへらせる。洗うのは、少しめんどくさいかもしれないけど、体にいいということと、少しでもゴミをへらしたちがいいということで、エコナプキンの方がいいと思います。

2月16日

6ねん 2くみ なまえ [redacted]

ぼくは今日の話を聞いてお母さんにも話そうと思いました。ぼくのお母さんは生理痛でおなかが痛くなるのでこの話はいいと思いました。

六ねん 一くみ なまえ [redacted]

私はずっと『○リ○』というナプキンを使ってきました。エコナプキンというのがあるとしって使いたいなぁ〜と思いました。やっぱり○リ○を使って思いましたが、不感かんがあり、きもちわるい、ざらざらする、やっぱりひふがあれてしまうこともありました。お母さんとそうだんしてエコナップキニを作ってみたいなぁ〜と思います。

上石さんが送ってくださった小学生たちの感想文

Ⅲ　エコ・ナプキン生活の実践

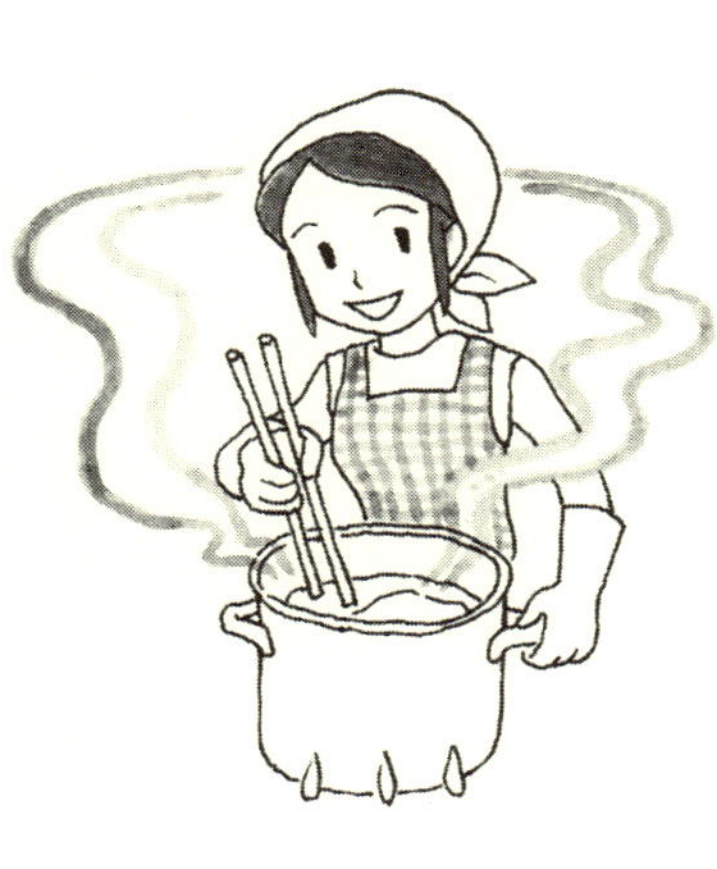

エコ・ナプキンを縫《ぬ》ってみよう

布の裁《た》ち方・縫い方

エコ・ナプキンは無漂白《むひょうはく》ネル生地（以下、ネル生地）を裁って縫い、これに草木染め（枇杷《びわ》の葉、ヨモギ、玉ネギの皮など）を施《ほどこ》して出来上がりです。幅九三センチ×七二センチのネル生地で大・中・小三枚セットが二セットできます（二メートルで五セット）。まず、ネル生地を用意します。もちろん一般に市販されているもので作ることもできますが、私たちが普及活動でお頒《わ》けしている無漂白のネル生地の入手方法は巻末でご案内しています。

起毛《きもう》の多いほう（ふわふわしている面）がオモテ、少ないほうがウラになります。縫う時には、必ず本体の布とあて布を外オモテになるように合わせます。こうすると、折りたたんで使う際に、肌に当たる面のほうが起毛が多くなり、感触がよいと思います。

縫う時の糸は、ぜひ無化学処理のものを使ってください。私たちのところでは綿一〇〇％のカタン糸を使用しています。

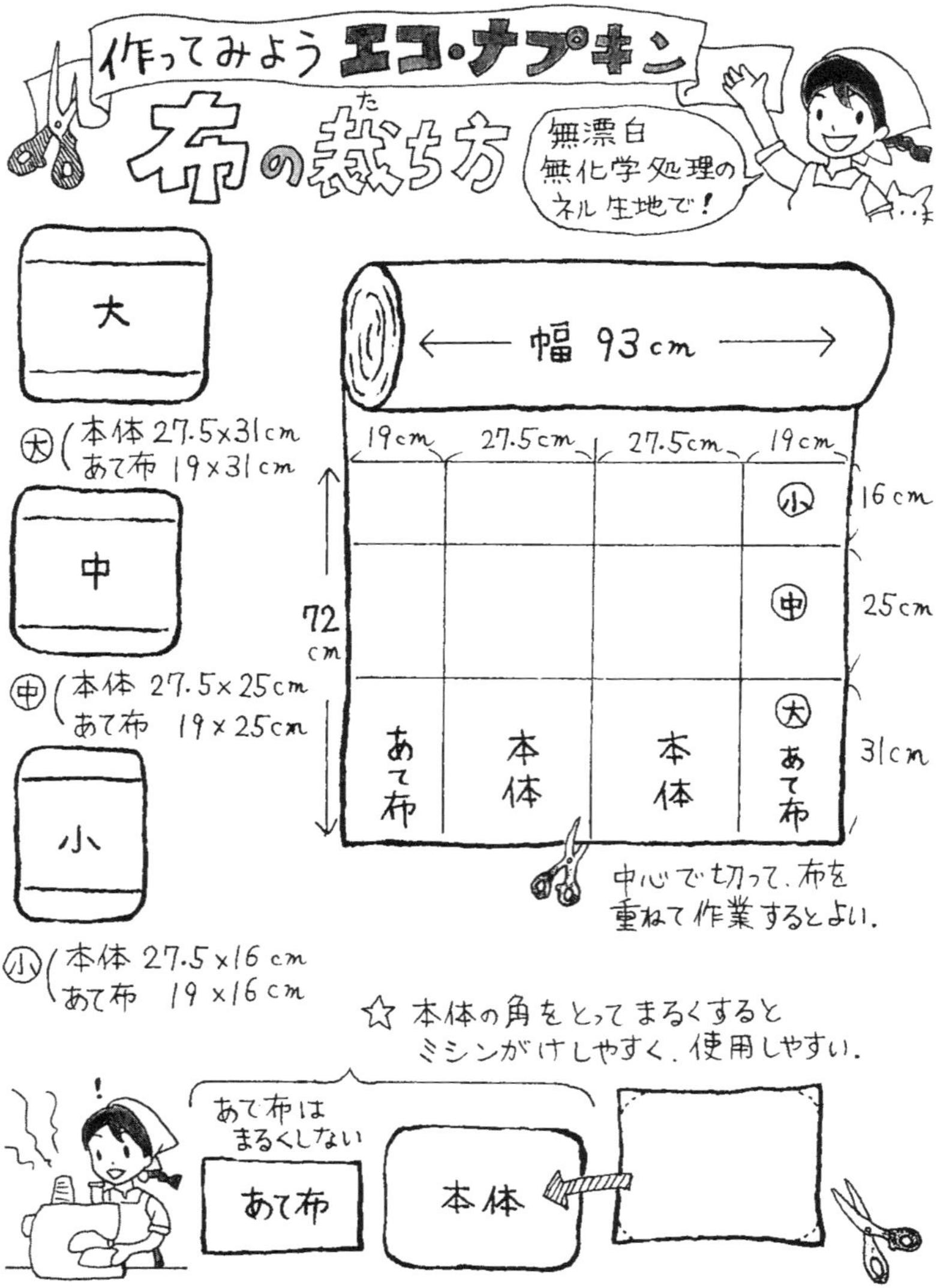
作ってみよう エコ・ナプキン
布の裁《た》ち方
無漂白 無化学処理のネル生地で！
大
㊀（本体 27.5×31cm
あて布 19×31cm
中
㊥（本体 27.5×25cm
あて布 19×25cm
小
㊦（本体 27.5×16cm
あて布 19×16cm
幅 93cm
19cm 27.5cm 27.5cm 19cm
72cm
16cm 25cm 31cm
小 中 大
あて布 本体 本体 あて布
中心で切って、布を重ねて作業するとよい。
☆ 本体の角をとってまるくするとミシンがけしやすく、使用しやすい。
あて布はまるくしない
あて布
本体
!

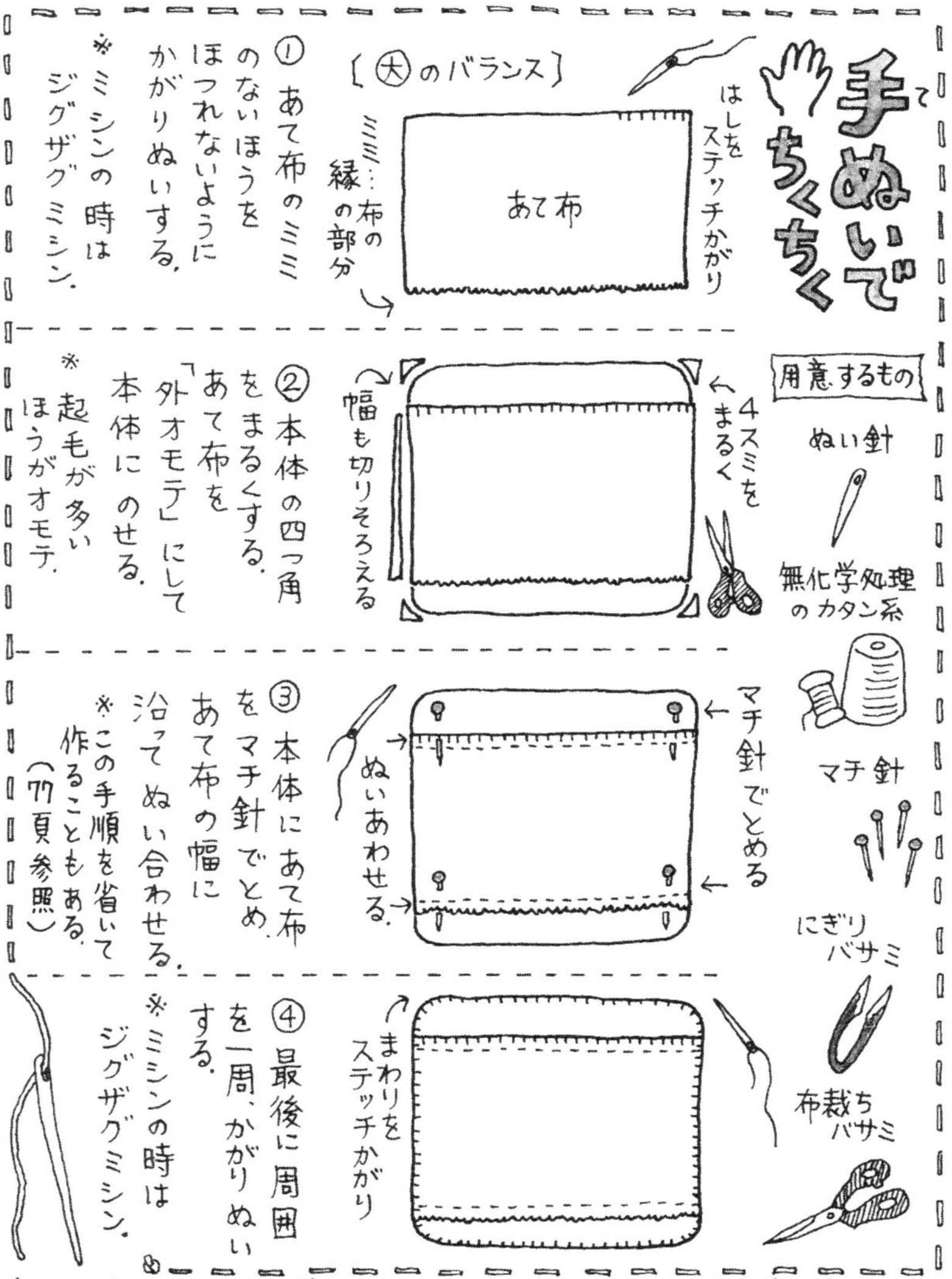

手《て》ぬいでちくちく
用意するもの
ぬい針
無化学処理のカタン糸
マチ針
にぎりバサミ
布裁ちバサミ
はしをステッチかがり
〔大のバランス〕
あて布
ミミ…布の縁の部分
①あて布のミミのないほうをほつれないようにかがりぬいする。
※ミシンの時はジグザグミシン。
4スミをまるく
幅も切りそろえる
②本体の四つ角をまるくする。あて布を「外オモテ」にして本体にのせる。
※起毛が多いほうがオモテ。
マチ針でとめる
ぬいあわせる。
③本体にあて布をマチ針でとめ、あて布の幅に沿ってぬい合わせる。
※この手順を省いて作ることもある。（77頁参照）
まわりをステッチかがり
④最後に周囲を一周、かがりぬいする。
※ミシンの時はジグザグミシン。

☆ここで紹介している無化学処理の糸はミシン用なので、手ぬい糸と縒りが異なる。

エコ・ナプキンを染めてみよう

ナプキンを縫い上げたら、次は草木染めです。草木の特定薬効《やっこう》成分を染み込ませることと、染める過程において生地を何度も煮沸《しゃふつ》（三回以上）することで、衛生用品として、より安心なものとなり、また吸収力もはるかによくなります。また、一度目の染めのあとに媒染《ばいせん》を施し、再び染めるので、染み込んだ月経血がはがれやすくなります。

主として、枇杷の葉、ヨモギ、玉ネギの皮などで染めています。ヨモギや玉ネギは、除草剤や農薬のかかっていないものを探して使っています。そこまでしなくてもと思われるかもしれませんが、染めた時に明らかな違いが出ますし、何と言っても一番繊細《せんさい》な皮膚に直接接触させるものなのですから、気を抜かずにおこないましょう。

下準備①・煮沸

鍋《なべ》にたっぷりの湯を沸《わ》かし、縫い上げたナプキンを八～一〇分煮沸してザルに上げておきます。煮沸によって生地の吸収力がよくなり、染めむらがなくなります。

下準備②・呉汁《ごじる》の作り方

呉汁とは大豆の絞《しぼ》り汁のことです。綿は絹と違いタンパク質を含んでいないので、呉汁や豆乳などに浸してから染めるとよく染まります。

下のイラストの手順で呉汁を作ります。大豆の量は、生地一〇〇gに対し一〇gを用意してください。生地の重さの目安は、大・中・小各一枚の計三枚で、約七〇gです。呉汁を絞ったあとの大豆は調理に活用できます（74～75ページ参照）ので、国産無農薬大豆が望ましいですね。

煮沸してあら熱の取れたナプキンをよく絞り（洗濯機の脱水機能を使用するとよい）、一〇倍に薄めた呉汁につけます。むらなく染まるように布をよく動かしな

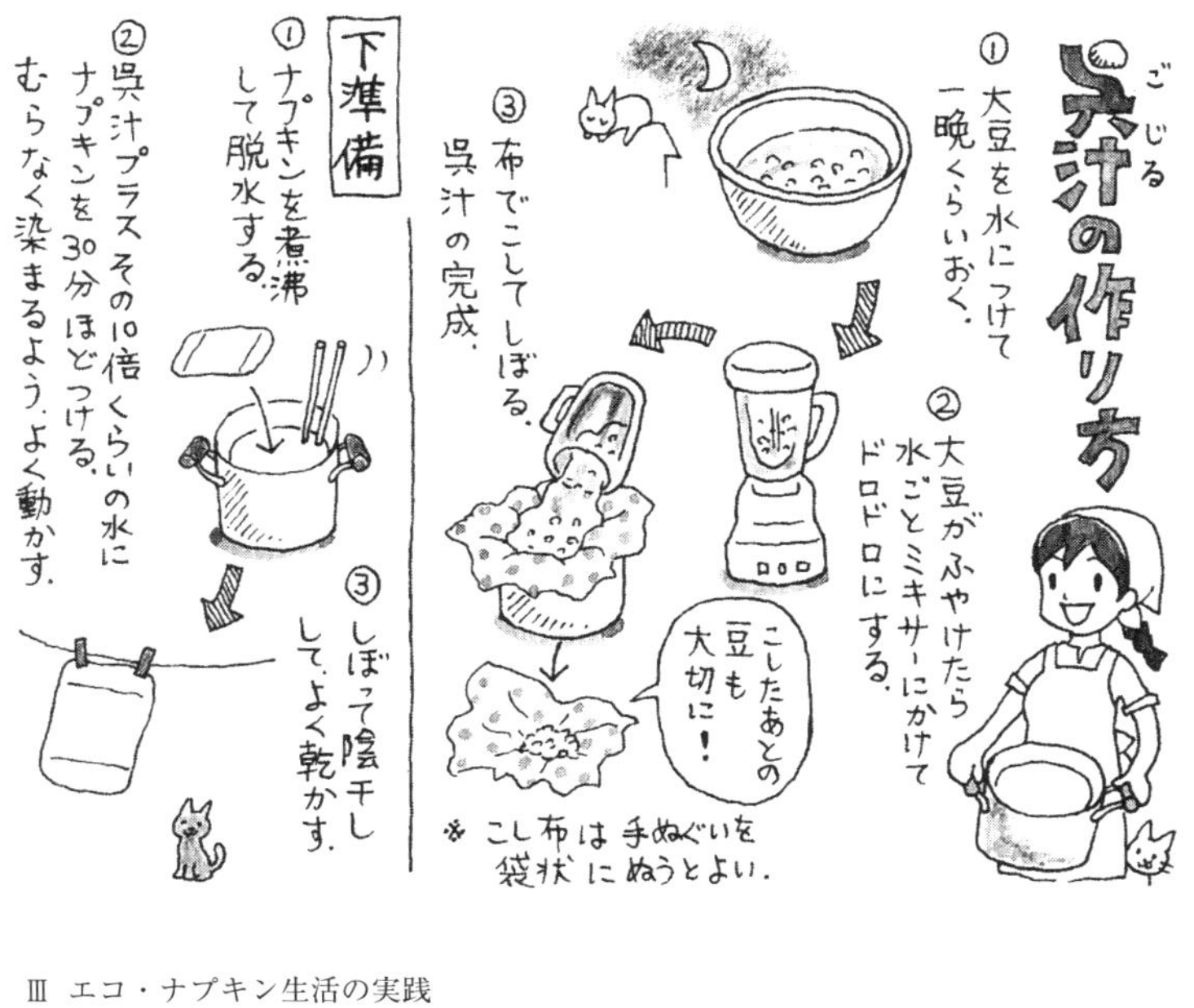

呉汁《ごじる》の作り方
① 大豆を水につけて一晩くらいおく。
② 大豆がふやけたら水ごとミキサーにかけてドロドロにする。
③ 布でこしてしぼる。呉汁の完成。
こしたあとの豆も大切に！
※こし布は手ぬぐいを袋状にぬうとよい。
下準備
① ナプキンを煮沸して脱水する。
② 呉汁プラスその10倍くらいの水にナプキンを30分ほどつける。むらなく染まるよう、よく動かす。
③ しぼって陰干しして、よく乾かす。

がら三〇分ほどつけたら、絞って陰干しします。ここまでで下準備完了です。

染める枚数が少ない場合は大豆の量が少なすぎてやりにくいので、やや多めに計ってください。五セット以上の枚数から染めると、材料の無駄が少なくてすみます。市販の成分無調整豆乳を用いての下処理も可能です。その場合は、商品によって豆乳の濃度が異なることや、呉汁と違って加熱処理してあることなどを配慮して使ってください。

染め方の流れと媒染剤の作り方

染め方の流れは左ページのとおりです。

染めには、染料液と媒染剤を用意します。媒染剤というのは布に染料液の色素を定着させるためのものです。ここでは、ミョウバン媒染と鉄媒染で布に色を定着させています。

焼《やき》ミョウバンは薬局で入手することができます。生地一〇〇gに対して焼ミョウバン四gを煮溶かし、ナプキンが充分に浸る量の水を足します。鉄媒染にはサビ釘《くぎ》を用意します。鉄媒染液は作ってから一週間ほど置く必要があります。保存できますので、多めに作ってビン詰めしておくと便利です（少量使用の場合は市販の「木酢酸鉄液《もくさくさんてつえき》」の使用も可）。五組のナプキンに対し、それがヒタヒタにつかる量の水に一～二滴（ティースプーン半分くらい）の媒染剤原液を溶かして使います。布の色具合を見ながら濃さを加減してください。

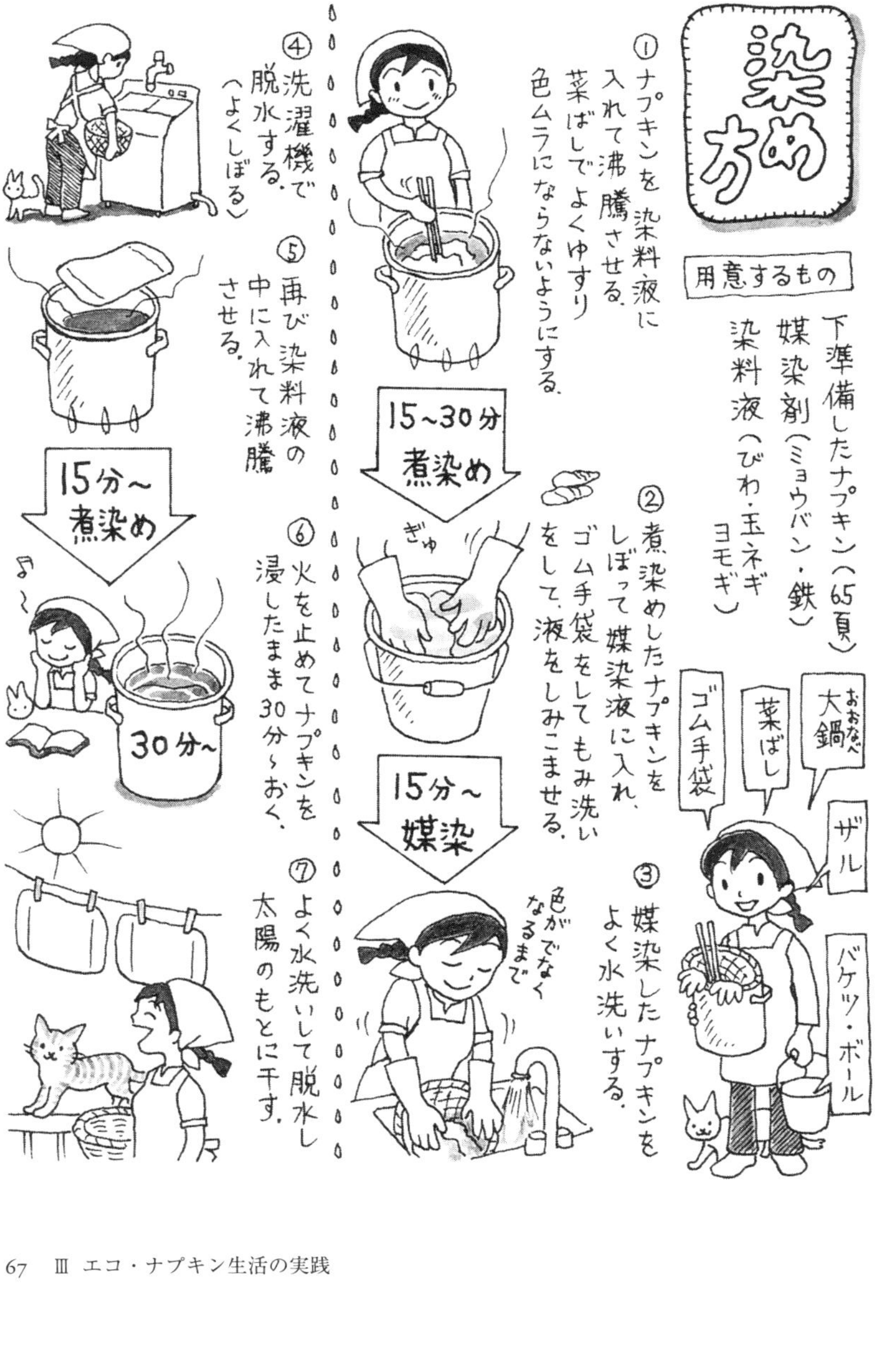
染め方
用意するもの
下準備したナプキン（65頁）
媒染剤（ミョウバン・鉄）
染料液（びわ・玉ネギ
ヨモギ）
大鍋《おおなべ》
菜ばし
ゴム手袋
ザル
バケツ・ボール
① ナプキンを染料液に入れて沸騰させる。菜ばしでよくゆすり色ムラにならないようにする。
15~30分
煮染め
② 煮染めしたナプキンをしぼって媒染液に入れ、ゴム手袋をしてもみ洗いをして、液をしみこませる。
ぎゅ
15分~
媒染
③ 媒染したナプキンをよく水洗いする。
色がでなくなるまで
④ 洗濯機で脱水する。（よくしぼる）
⑤ 再び染料液の中に入れて沸騰させる。
15分~
煮染め
30分~
⑥ 火を止めてナプキンを浸したまま30分~おく。
⑦ よく水洗いして脱水し太陽のもとに干す。

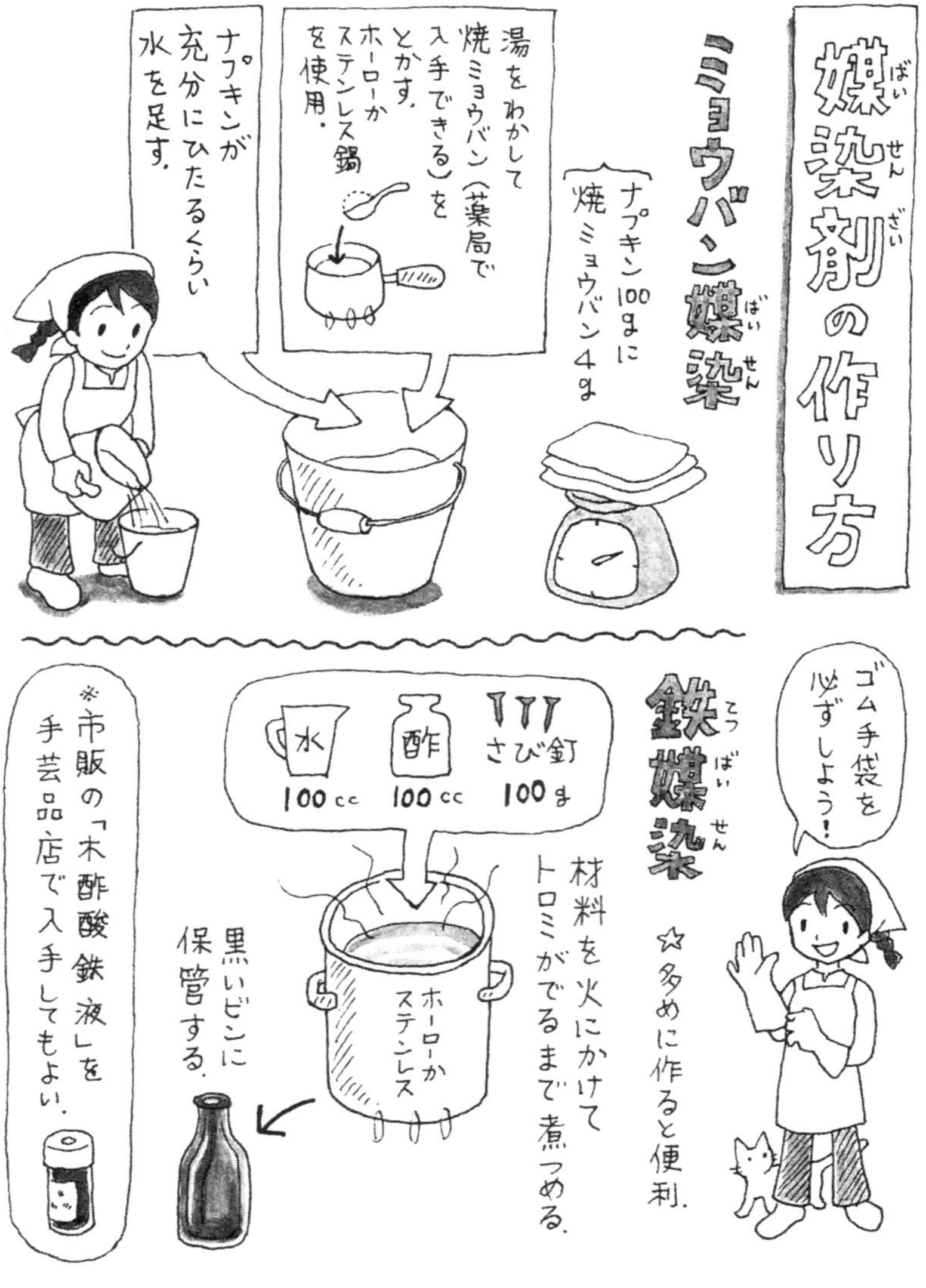

媒《ばい》染《せん》剤《ざい》の作り方
ミョウバン媒《ばい》染《せん》
ナプキン100gに
焼ミョウバン4g
湯をわかして
焼ミョウバン（薬局で
入手できる）を
とかす。
ホーローか
ステンレス鍋
を使用。
ナプキンが
充分にひたるくらい
水を足す。
ゴム手袋を
必ずしよう！
鉄《てつ》媒《ばい》染《せん》
☆多めに作ると便利。
材料を火にかけて
トロミがでるまで煮つめる。
水
100cc
酢
100cc
さび釘
100g
ホーローか
ステンレス
黒いビンに
保管する。
※市販の「木酢酸鉄液」を
手芸品店で入手してもよい。

染料液の作り方と染め方のポイント

では、枇杷の葉、ヨモギ、玉ネギの皮の染料液の作り方と染め方のポイントをご紹介します。

〈枇杷の葉で染める〉

枇杷の葉のゴワゴワで緑の濃いものを集めます（若い葉は不可）。生地の重さの三～五倍を目安にしてください。常緑樹のため、埃《ほこり》や汚れが付着しています。タワシで両面をよく洗い、汚れを落としてから使います。ちぎった葉を水で煮出せば出来上がりです。二～三度火を入れて、二日目くらいから赤い染液になります（茶色から赤色になるまで待ちます）。布袋で漉《こ》してもよいでしょう。

媒染剤は焼ミョウバンを使います。淡いピ

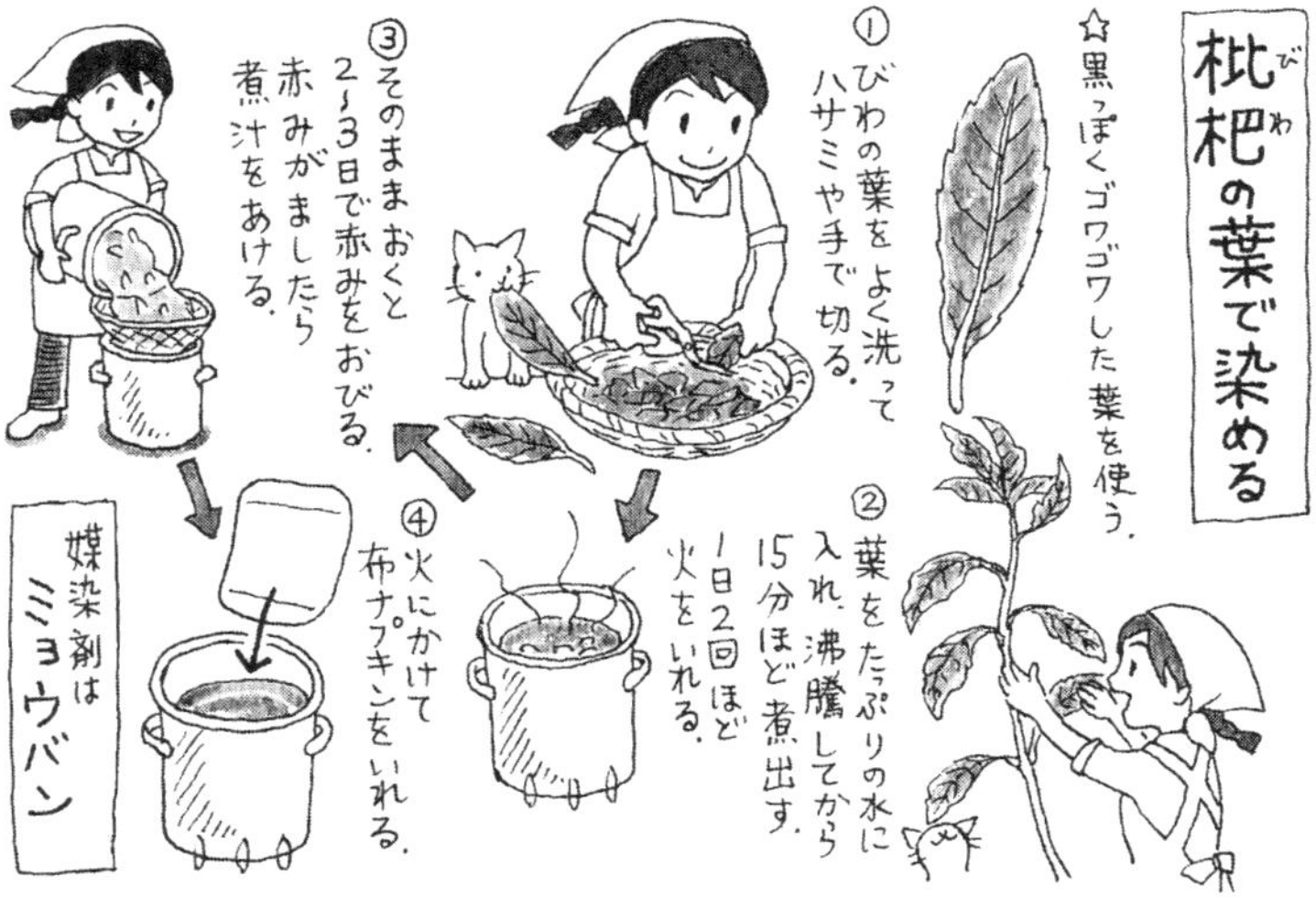
枇杷《びわ》の葉で染める
☆黒っぽくゴワゴワした葉を使う。
① びわの葉をよく洗ってハサミや手で切る。
② 葉をたっぷりの水に入れ、沸騰してから15分ほど煮出す。1日2回ほど火をいれる。
③ そのままおくと2~3日で赤みをおびる。赤みがましたら煮汁をあける。
④ 火にかけて布ナプキンをいれる。
媒染剤はミョウバン

ンク色になります。

枇杷の葉には薬効成分アミグダリンが含まれており、食物からは摂取しにくいビタミンB17が得られます。この薬効成分が豊富に含まれている冬季の葉が採取には最適（一一月から四月の葉は色がよく出ます）ですが、果実が未熟な春の間の葉もまだ成分に恵まれています。果実が熟す季節は、果実が実らない葉を用いるか、葉の量を増やします。

枇杷葉の染液は、玉ネギの皮やヨモギの染液を作るのとは比べものにならないほど労力を必要とします。でもそのあとの特典を考えると、どんなに大変でも続けられるのです。

実は私の場合、布のナプキンを染める以前から枇杷の葉療法を続けていました。布袋に入れた枇杷葉をお風呂に入れると、アトピー性皮膚炎や喘息《ぜんそく》にも効果的です。過去に何人かの人に勧めて効果がありました。とてもひどいアトピー性皮膚炎の女性と同居して、徹底的な枇杷の葉療法と食餌《しょくじ》療法を併用して、三か月で脱アトピーを経験したこともありました。腰痛のクセのある人や、肩こりの人、リウマチで関節や筋肉が硬直してしまった人にも効果があります。枇杷の葉を染めに使うと、終わったあとの葉を入浴に使えますから、大量に煮出せば、その分お風呂の枇杷色が濃くなり私たち家族は元気になるというわけです。

ちなみに、枇杷の葉は、煎《せん》じてお茶として飲むこともできますし、ゆでたコンニャクと併用して温湿布《おんしっぷ》（腎臓・肝臓に効く）にも使えます。子や孫の代に残したい、大事な薬用木です。ナプキンに枇杷葉染めを施すことで、この木の効能を広める役割も担えるわけです。

〈ヨモギで染める〉

四月から一〇月頃までできます（関東の場合）。根元の少し上くらいから摘みます。都市近郊の空き地などのヨモギは、除草剤や排気ガスに充分留意してください。摘んだヨモギは水洗いして、ヒタヒタになるくらいの水で煮出して染液を作ります。量が多いほど濃い液が出ますし、季節によっても色の変化が楽しめます。淡緑色に染まります。

媒染剤は焼ミョウバンを使います。

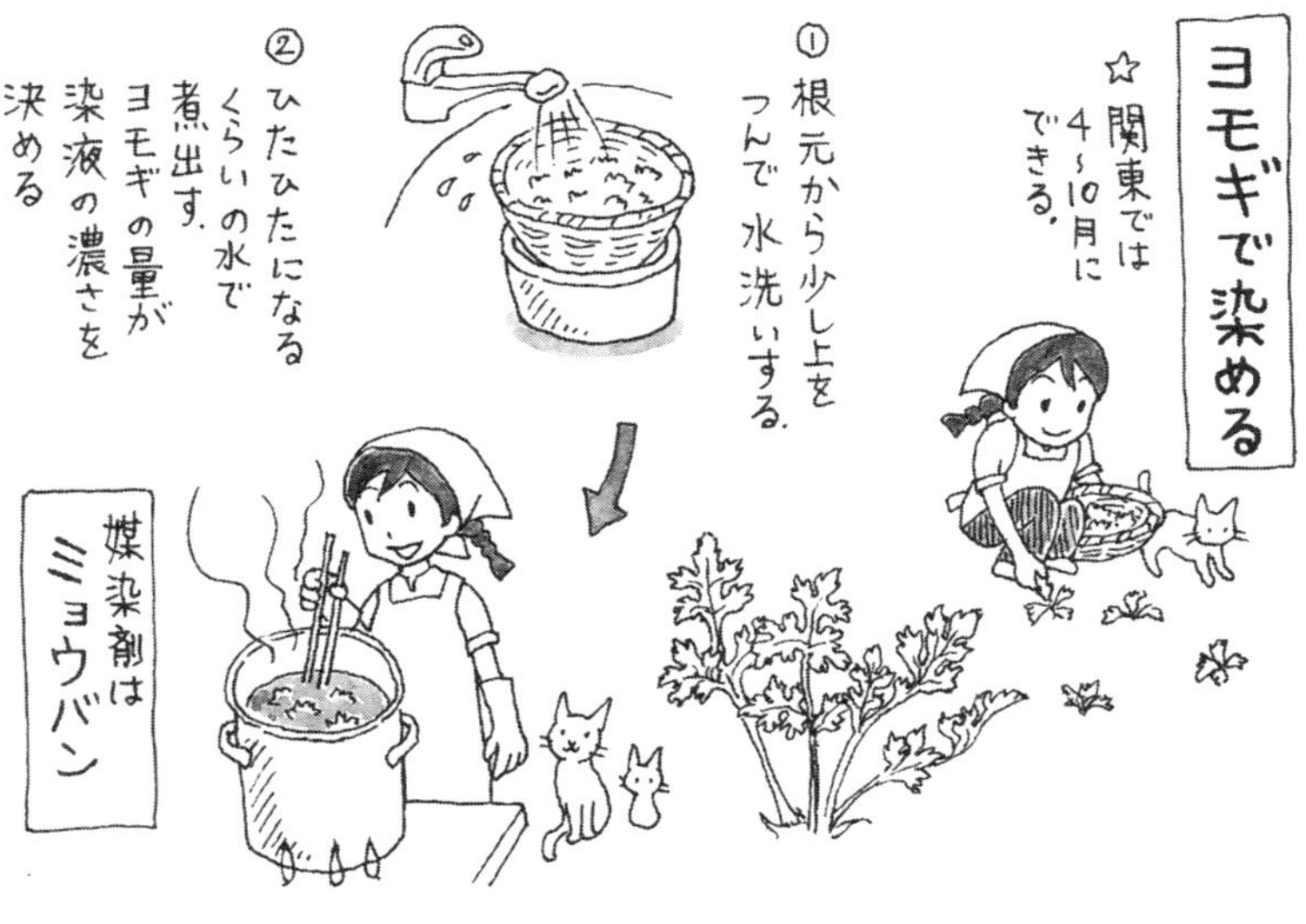
ヨモギで染める
☆関東では4～10月にできる。
①根元から少し上をつんで水洗いする。
②ひたひたになるくらいの水で煮出す。ヨモギの量が染液の濃さを決める
媒染剤はミョウバン

玉ネギの皮で染める

☆大中小各5組染める時は、玉ネギ2kgくらいの皮を使う。
☆同じ染液で媒染剤により2色染められる。

料理のたびにネット袋にためておこう

〈1回目を染める〉

水に玉ネギの皮をいれ煮出すとすぐ色が出る。

ナプキンをいれる。

皮をザルでこしてもよい。

煮染め

15分〜

ミョウバン媒染

15分〜

黄色

鉄媒染

15分〜

緑色

よくつかるよう皿でおさえるなどしてしっかり媒染。

〈2回目を染める〉

同じ染液にミョウバン媒染のナプキンを先にいれて15分〜煮染めする。よく水洗いして脱水、乾燥。

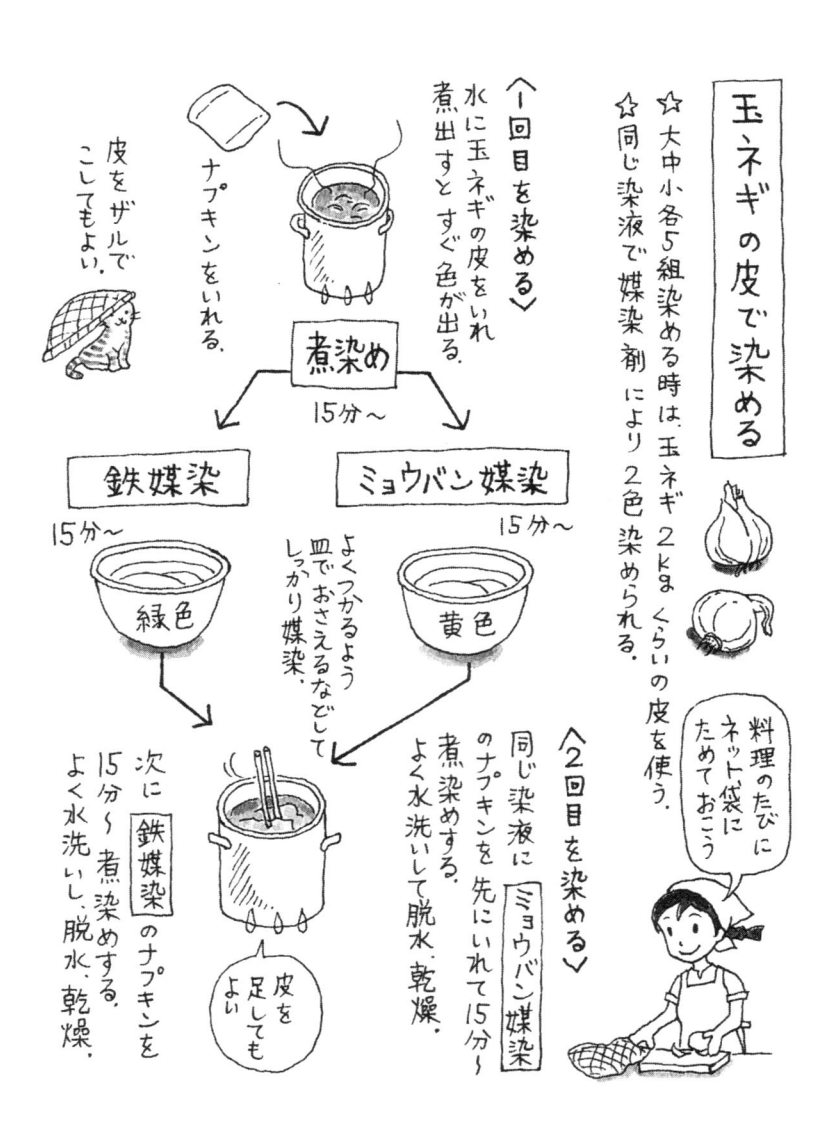

皮を足してもよい

次に鉄媒染のナプキンを15分〜煮染めする。よく水洗いし、脱水、乾燥。

〈玉ネギの皮で染める〉

皮の量が多いほど濃く染まります。五組くらい染めるのには、玉ネギ二キロ分くらいの皮の量で充分でしょう。ネットなどに取り置いて少しずつ集めましょう。

煮出すとすぐに色が出ますが、一回目の染めで生地に色を吸収されてしまいます。媒染後の二度目の染めの前に、玉ネギの皮を足して染液を濃くしておきます。そうすると濃い色に仕上がります。

媒染はミョウバンを使うと黄色に、鉄媒染では濃い緑色に染まります。二色作りたい時は、一度目の染液の時は一緒に染めて、媒染剤はそれぞれに分け、二度目の染液につける時には最初に黄色にしたいほう（ミョウバン媒染液につけたほう）を入れ、煮出して色染めしたナプキンを取り出したあとに、鉄媒染したナプキンを染めます。

※この本で紹介している染色の手順は、染色の専門家の説明と異なる部分もあります。衛生用品としての目的を優先しているためです。

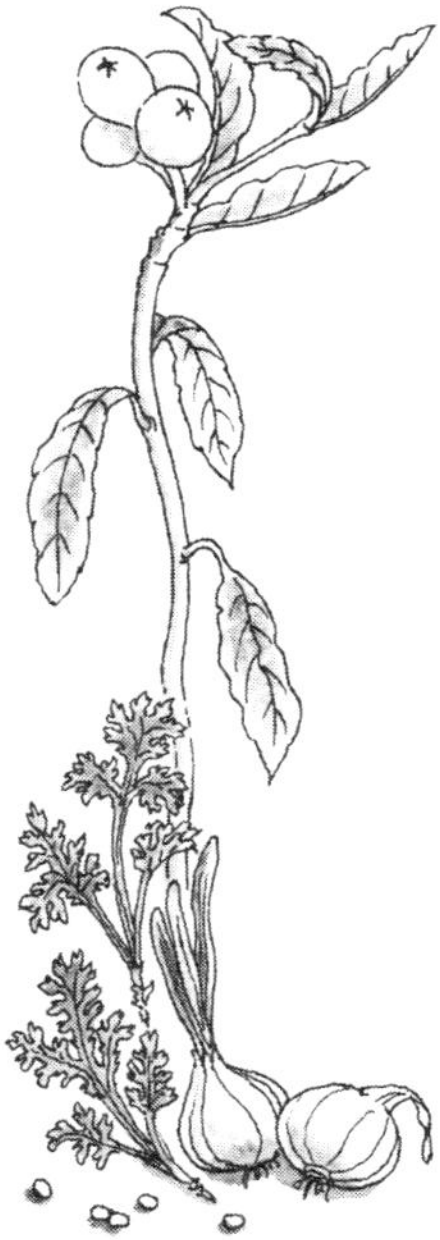

呉汁を絞ったあとの挽《ひ》き大豆レシピ

「絞ったあとの大豆はどう使ったらよいのでしょう?」という質問をよく受けます。呉汁を絞ったあとの大豆=挽き大豆は、けっして大豆のカスではありません。料理法はたくさんあります。たとえば、カレーに入れてもおいしくいただけます。ここでレシピを二例ご紹介しましょう。

野菜と挽き大豆の炒め煮

①大豆が浸るくらいの量の水に、少量の料理酒、細く切っただし昆布《こんぶ》を入れ、挽き大豆を入れてひと煮立ちさせます。

②ごま油を加え、切りそろえた小松菜などの葉野菜を適宜《てきぎ》加えて炒り煮します。

③自然塩としょうゆで味付けをし、溶いた本葛《くず》でまとめます。

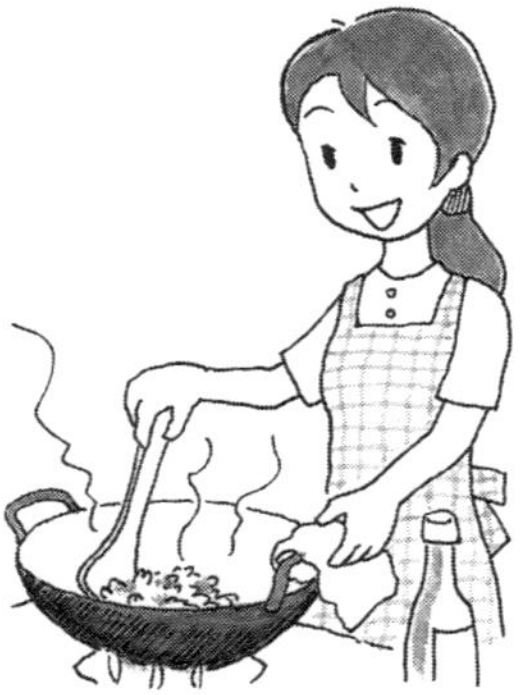

大豆ローフ（挽き大豆の量が多い時に作ります）

①挽き大豆は、漉《こ》し布（袋）に入れたまま蒸します。

②玉ネギやニンジン、ゴボウ、レンコンなどをみじん切りして油で炒め、塩、こしょうなどで薄めに味付けます（味噌味もＯＫ）。

③①と②を合わせ、中力粉を加えて混ぜ合わせます。

③油を塗ったパウンド型（またはパン型）に入れてオーブンで焼きます（二二〇度で四〇分くらい焼く。途中で前後を入れ替える）。

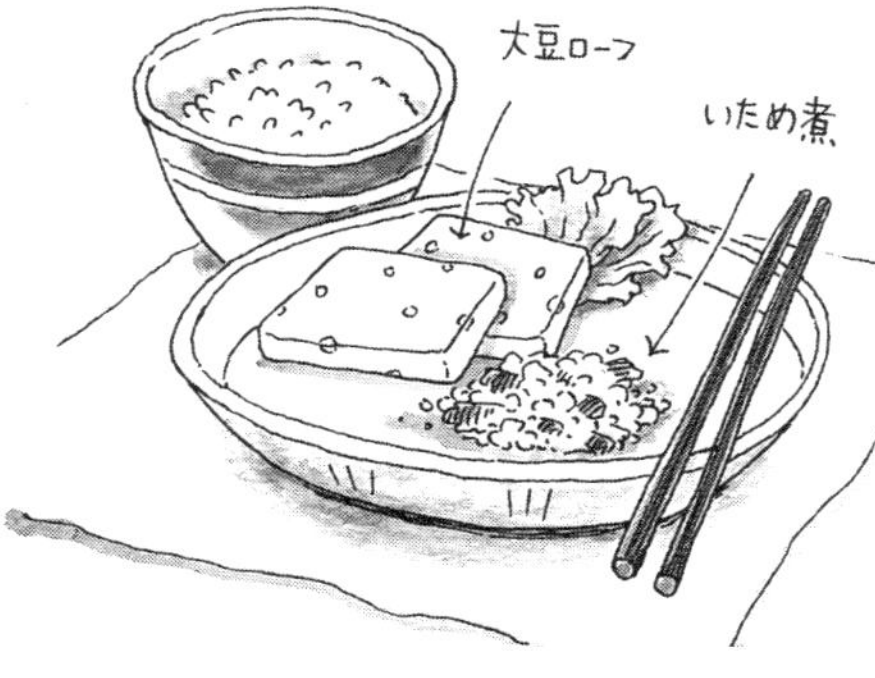

※挽き大豆は生の大豆をさらに細かくしてあるので、とても傷《いた》みやすくなっています。すぐに調理に活用しない場合は、冷凍保存してください。

エコ・ナプキンを使ってみよう

使う前に

エコ・ナプキンは、使う前に一度洗って、天日に干してください。この手順を経ることで、下着と同じ感覚で受け入れられるはずです。

特に生成《きな》りのまま染めずに使う場合には、工場での精練工程の際に熱処理されて表面が硬化していますので、熱湯でよく煮沸してください。吸収力が違います。

使用中のこと

経血の量に合った厚みのナプキンを使ってください。

生理用のショーツをはけば、ずれる心配はありませんが、気になる人はナプキンを固定させる工夫（安全ピンで留めるなど）をしましょう。たまに、つけていることを忘れてトイレでうっかり落としてしまうことがありますが、忘れてしまえるほど不快感がないということなのです。

エコ・ナプキンの場合、特に夜用というものはありませんが、折り方や重ね方を工夫することで安心して快適に使えます。また、使ってすでに経血のついた面を内側にして折り返すことで、きれいな面を体に当てることができ、より気持ちよく使えます。

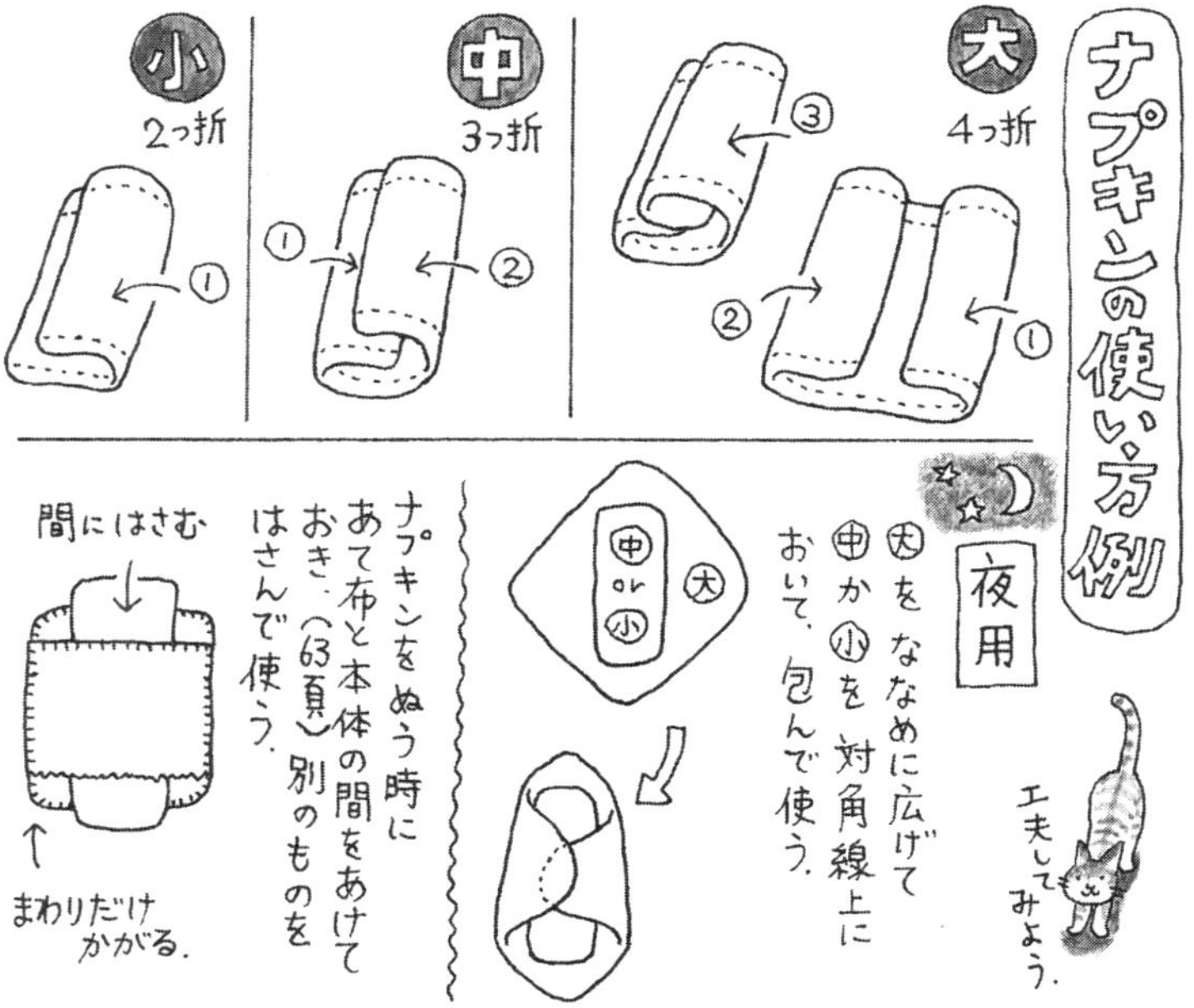
ナプキンの使い方例
大
4つ折
①
②
③
中
3つ折
①
②
小
2つ折
①
夜用
大をななめに広げて中か小を対角線上において、包んで使う。
大
中
or
小
工夫してみよう。
ナプキンをぬう時にあて布と本体の間をあけておき、(63頁)別のものをはさんで使う。
間にはさむ
まわりだけかがる。

使ったあとは

使用後は二時間ほど水につけてから、合成洗剤ではなく、肌にも環境にもやさしい無添加の石けんで洗ってください。草木染めの際に中媒染で二度染めをしているので、月経血は思いのほかはがれやすくなっています。

そして天日に干します。

つけている間に血液が溶け出した水は滋養《じよう》たっぷりです。植物にもかけてあげましょう。

外出時は、使用済みナプキンはビニールまたはジッパー付きポーチなどにしまい、持ち帰ってから水につけて洗ってください。

出張や旅行などですぐに水洗いができない時には、ビニール袋などの密閉容器に入れてなるべく涼しいところへ置いておき、帰ったら少し長めに水に浸して洗います。

Ⅳ　エコ・ナプキン作りの入り口を守る

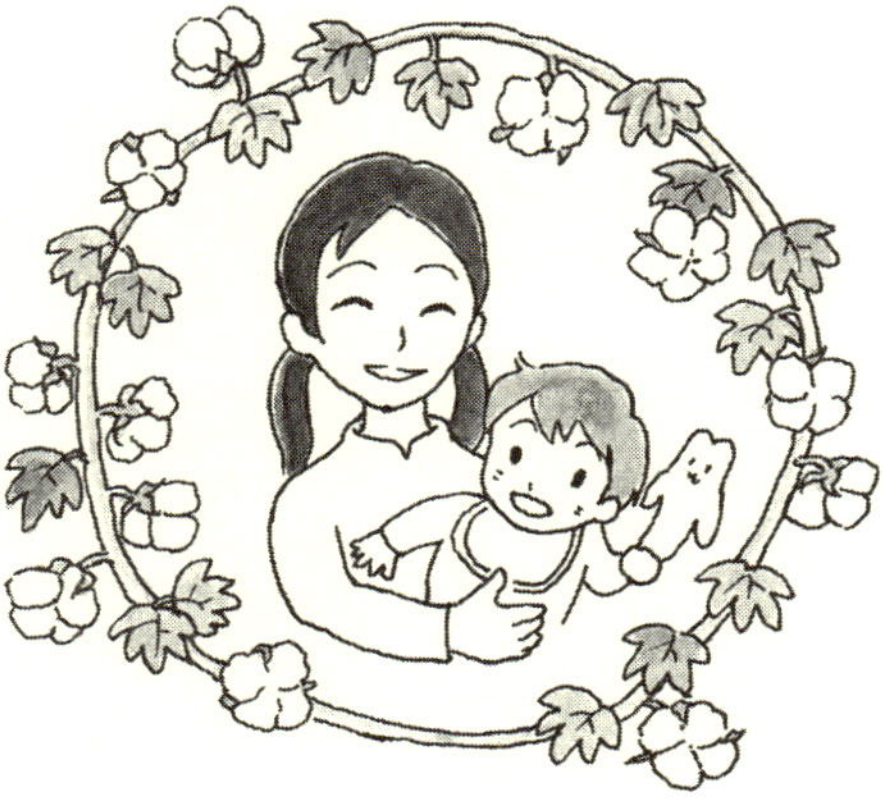

念願の無漂白ネル生地

ふかふかの生成《きな》りの生地が来た

一九九八年にこのエコ・ナプキンを作りはじめた頃は、市販の漂白《ひょうはく》してある真っ白なネル生地で縫製《ほうせい》し、それを染めていました。工程そのものは今も同じですが、大きく変わったのは素材のネル生地です。

九九年四月から、塩素漂白を施《ほどこ》さない無漂白ネル生地で対応できるようになりました。従来の市販品ではなく、愛知県蒲郡《がまごおり》市の繊維会社にお願いして、生産工程を一部変更し無漂白の生地に取り組んでいただくことになったのです。

送られてきたネル生地は市販品のものより厚地で、ふかふかして安心できる色合い（生成りの色）でした。たくさんの枚数を縫《ぬ》っていても目が白さで疲れて痛くなったりせず、ミシンで縫っている時の毛羽立ちも、漂白した生地より少ないのです。何よりも手触りが違いました。

生地が白いほうが染まり具合がよいのではないか、と思っていましたが、呉汁《ごじる》に浸しておく工程でも染めの工程でも、漂白していない生地のほうがタンパク質の付着も染まり具合もよいことがわかりました。

この無漂白ネル生地の製造は、名古屋を拠点に独自の布製ナプキンを普及販売している「くらしを耕す会」（当時・由利厚子代表、現・瀬口俊子代表）と共同購入していくことで実現しました。

無漂白ネル生地の出来上がるまで

このネル生地の原料の綿はパキスタンで栽培されています。輸入された原綿《げんめん》は、当初は静岡県浜松市の紡績《ぼうせき》工場、現在は島根県出雲《いづも》市の紡績工場で綿糸《めんし》の加工を施されています。

私たちの発注先である愛知県蒲郡市の繊維会社は、この綿糸のうち、縦糸《たて》に使用される

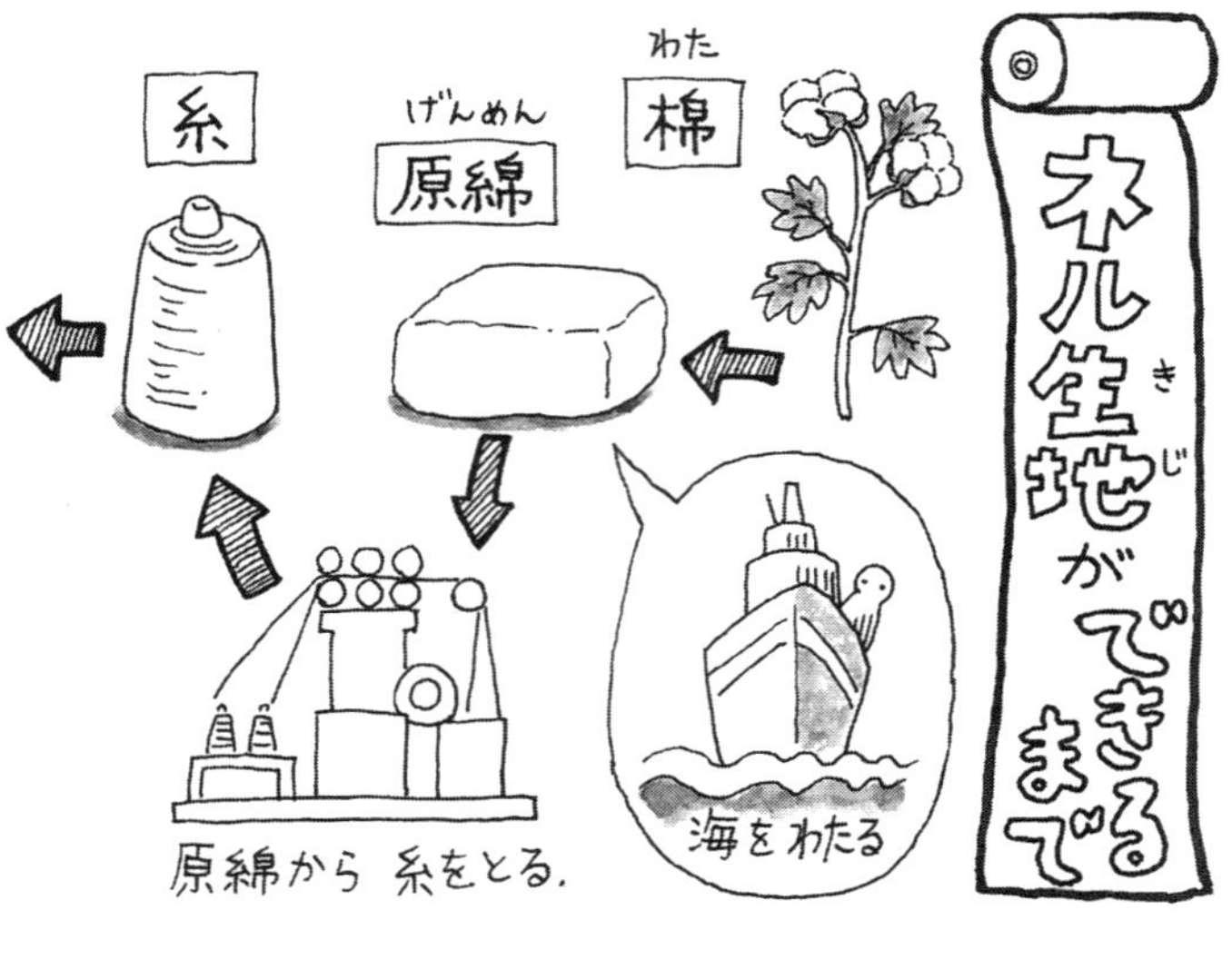
ネル生地《きじ》ができるまで
棉《わた》
原綿《げんめん》
糸
海をわたる
原綿から 糸をとる.

細目の糸にサイジングと呼ばれる糊《のり》付け（合成糊）を同県西尾市の工場で施し、製織《せいしょく》は関連の製織機工場（織り屋または生機《きばた》屋）でおこないます。この工程で織り上がった布は生《き》機《ばた》ともいわれます。

製織された生機は、さらに別の染織工場へと運ばれ、自動起毛機にかけられてネル化されます。

さらに精練の工程で、生地中の不純物や前述の糊を落とすために洗浄処理が施されます。通常はこの精練の工程で苛性《かせい》ソーダ（工業用洗剤）による洗浄と、塩素漂白もしくは過酸化水素処理等がなされますが、私たちの注文品はこの塩素漂白を回避しています。

そのあと乾燥処理されて、五〇メートル巻の原反《げんたん》が仕上がります。

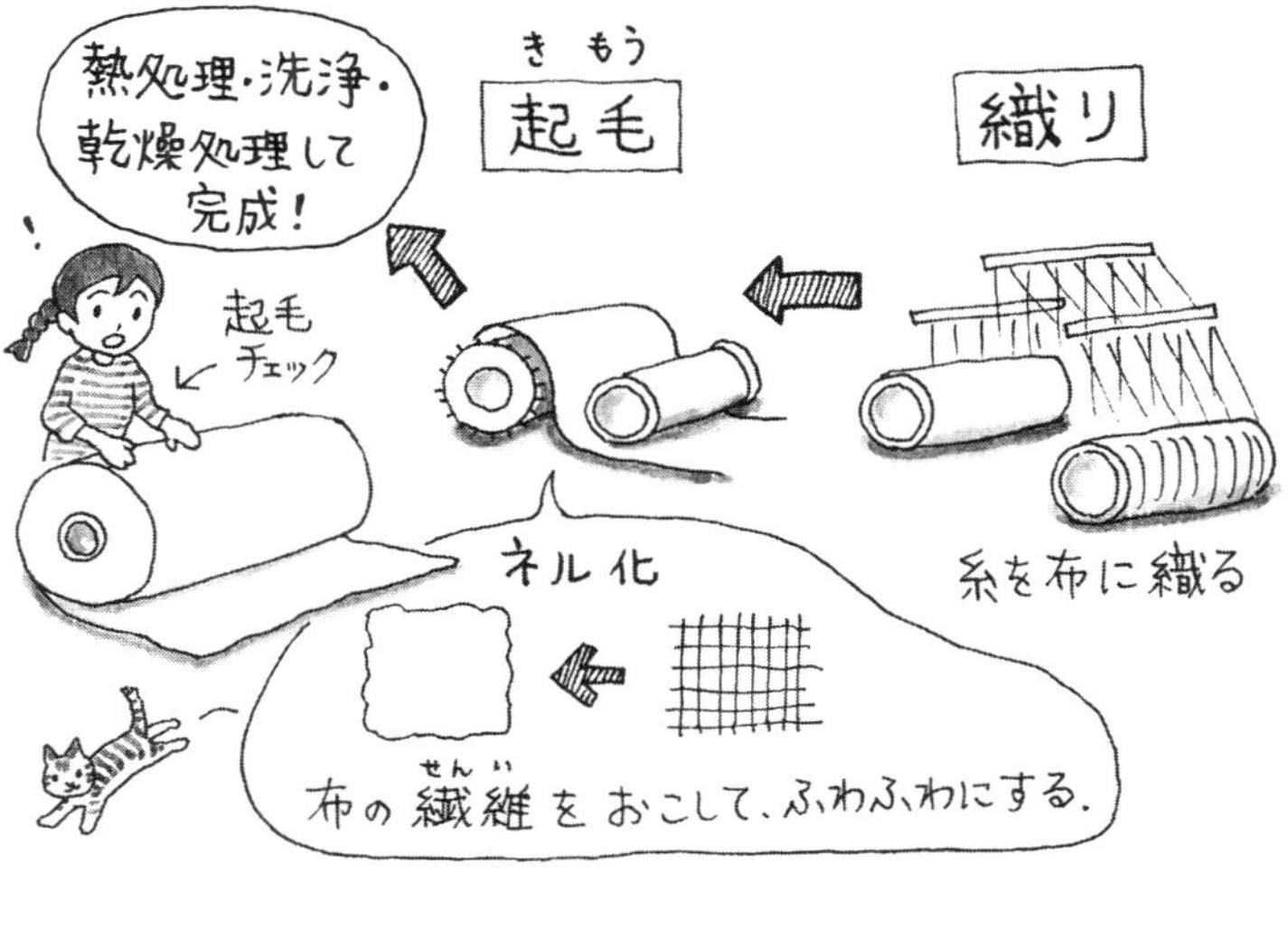

素材のチェックは厳しい目で

なんだか薄いぞ

無漂白のネル生地の共同購入を始めて六年目に入りましたが、繊維産業という大規模な生産ラインの中に私たちの要望を反映してもらうのは並大抵のことではない、とつくづく思います。無漂白ネル生地の注文は、初めの頃は二か月に一度くらい、この二、三年はひと月半〜ひと月に一度という頻度《ひんど》になっています。担当者や現場の関係者ともっとコミュニケーションをとりたいと望みながらも、なかなか頻繁《ひんぱん》に工場を訪ねることができず、歯がゆい思いをしていました。

最初の頃は、だいたい一定してふわふわとした心地よい感触に仕上がっていたネル生地ですが、三年ほど前から起毛不足の問題が起こりはじめました。工場から直接原反を送っていた各地の普及メンバーからも、クレームが入りました。

「いつもより生地が薄いような気がする」

「起毛不足なので返品したい」

運送にかかるエネルギーコスト削減のために、当初は普及メンバーには工場直送にしていたのですが、やむなくそれをやめ、二〇〇四年三月以降、ネル生地はすべて私のところで検品してからメンバーに送るように切り替えました。起毛不足のものは工場に返品し、仕上がりを確認したものだけを送っています。

起毛状態をいつもベストに

起毛は、表地対裏地の比率が六対四、または七対三で仕上がるのがベストなのですが、常時この状態に仕上がりません。どうしてそういうことが起こるのか疑問だったのですが、現場を訪ねてようやく事情が少しずつわかってきました。

長年にわたって起毛は熟練者の勘《かん》に頼る仕事とされてきましたが、自動起毛機の出現で勘の部分はおおいに軽減されたのではないかと思っていました。ところが、現場の声を聞けば、まだまだ「目視《もくし》」に頼る部分が大とのことなのです。

起毛は織布の横糸のみを挽《ひ》いてかけられています。横糸は起毛機にかけられることを前提に、太めの二本の糸が縒《よ》られて用いられます。二本であるほうがよりふんわりと仕上がるためです。「起毛手」と呼ばれる技術者は、針と布の相対速度や起毛回数、布速度や布張力などに目を凝《こ》らし、調整しています。そうしていないと仕上がりが微妙に違ってくるのです。機械が自動になった現在でもなお気の抜けないポジションです。

起毛のかけ具合によって、布幅も変わってきてしまいます。かけすぎると、縮んでしまうのです。起毛の仕上がりを標準化すること、布幅を一定にすることは、エコ・ナプキンの作り方を広く流布《るふ》したいと願う側としては、譲れないポイントでもあるのです。届いたネル生地の起毛の仕上がり状態・仕上がり寸法を確認する作業は、現在のところ必須《ひっす》になっています。

繊維会社とのよりよい関係を

もう一つ、早急に解決したい課題は、精練の工程の洗浄処理で使われている苛性ソーダ（工業用洗剤）の使用を避けることです。何とか高温の湯と蒸気の熱処理で済ませてほしいとお願いしているですが、同じ生産ラインで私たちが発注している分以外の製造もおこなっているため、変更は無理だと言われています。私たちが購入している量は、この繊維会社にとっては微々たるものなのです。

このあとのページに記載しますが、この無漂白ネル生地は化学分析《ぶんせき》調査によって「特定される有害物質は検出されなかった」という結果が出ていますので、この工業用洗剤は「有害物質として残留していることはない」と思いたいところです。でも、素材の原反は、

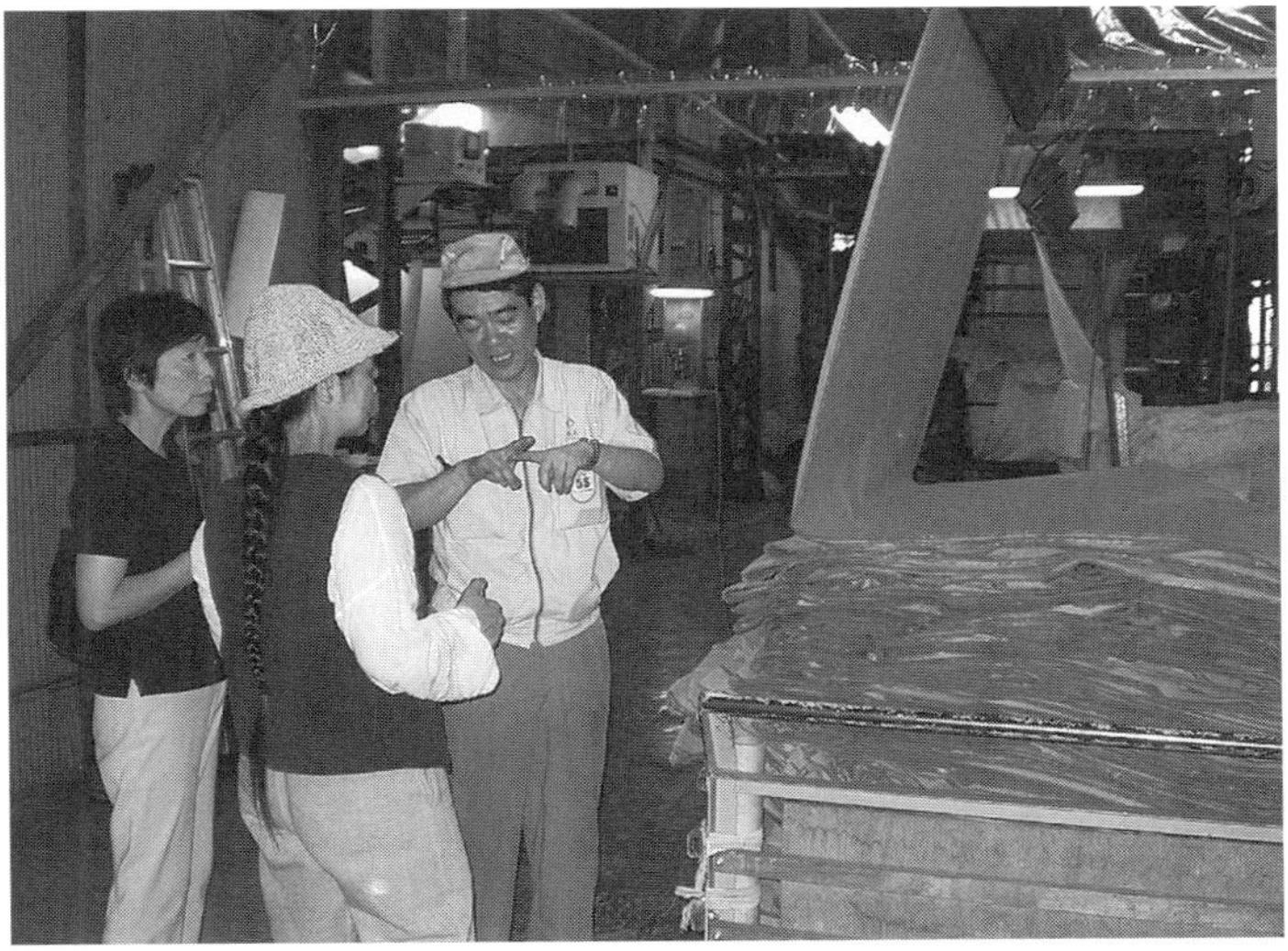

繊維会社の工場で「くらしを耕す会」スタッフとともに担当者から説明を聞く（中央が著者）

安心して自分のナプキンを手作りするための入り口で、要の部分です。その見張り番の役割を担う者としては気を抜くことはできません。

明治期以来、巨大に成長してきた繊維産業の構造を知るにつけ、目の前に立ちはだかる壁には圧倒されますが、これから先もより安心できる素材が適正価格で提供されつづけるためには、これまでに築いてきた関係を大事にして、改善すべきところを一つ一つクリアしていきたいと思っています。

安全の証明

オーガニック・コットンへの道

一方、この普及活動を始めた頃から、私の胸の中には消えることなく「製品の安全性を確かめたい」という思いがありました。市販のネル生地から、塩素漂白を施さないネル生地へとステップアップはしましたが、それは「だから安全だと思いたい」という生産ラインへの信頼の上に成り立っていることであり、確かな納得を得られるものではありませんでした。市販の布ナプキンには「オーガニック・コットン」（有機栽培の棉花《めんか》）と明示された商品が多く、私たちのエコ・ナプキンもより安全性の確かな素材で作りたい、という思いが強まっていきました。

オーガニック・コットンが世に出てきた背景には、一般に棉畑には莫大《ばくだい》な量の農薬類が使用されているという事実があります。その量は世界で生産される全農薬量の三分の一とも二分の一ともいわれているのです。

現在、世界の八十余か国で棉栽培がおこなわれていますが、棉畑には収穫時の手間を省くために、大量の農薬（枯れ葉剤）が散布されています。農薬散布の時期には、住民は村を出て、次の雨が降るまで村には帰れない状態、と聞きます。そんな光景を想像すると、枯れ葉剤を使わないオーガニック・コットンの消費を増やすことでしか、生産者や商社・流通者の意識は変えられない、と痛感します。けれど実際、オーガニック・コットンの栽培は世界中で一％にも満たないそうです。その消費量はわずか〇・〇四％、それでもこの数年でやっと少しずつ増えてきているとのことです。先進国での需要《じゅよう》が伸びてきたためと報じられています。

そこで、普及活動メンバーをはじめとして、たくさんの人たちの協力を得て、オーガニック・コットンのネル生地の試作品を一反作りました。けれども、価格が従来のネル生地の三倍を超してしまうことになり、ひと月ほど生地を眺めながら考えこんでしまいました。

価格が従来の三倍ならば、安全度も当然高くなければなりません。その確かな裏付けがほしい……安全性も危険性も目に見えないのだから、本当に確かな素材であるのかどうかを証明するには分析調査をするよりほかに道はない……そう思うに至って、高額な費用の負担覚悟で調査依頼を決意しました。

この調査をおこなうためにまず取り組んだのは、私たちに支払える額で調査を依頼できる機関を探し出すことでした。繊維を分析してもらえるそうした機関がないものかと、国内はもとより海外も、英語圏《けん》に強い人の協力を得て何日もかけて調べ上げたものでした。

そしてわかったことは、繊維製品を安全性の視点でダイオキシンや農薬の含有濃度について化学分析した例があまりない、ということでした。私たちに必要なのは、認証や安全マークの取得（なぜかこちらのほうが費用が高かったりする）ではなく、化学的な分析をおこなう信頼できる民間の調査機関です。ようやく環境総合研究所がそのような機関を紹介してくださることがわかり、その仲介役と解析をお願いできることになったのでした。

資金を集めながらの調査依頼

二〇〇二年八月、環境総合研究所副所長の池田こみちさんに、さまざまなアドバイスをしていただきながら、調査費用の捻出《ねんしゅつ》のために賛同者を募りました。一人一〇〇〇円の調査費負担で九〇〇人を目標に、普及メンバーはもちろん、全国のエコ・ナプキン使用者に呼びかけたのです。ネル生地を発注している繊維会社にお願いしたり、新聞や雑誌にも呼びかけの協力を仰ぎました。

一方、調査の明細が書かれた見積もりが届いてみると、当初聞かされた金額の中には思わぬ費用が含まれていたことがわかり、がく然としてしまいました。その調査機関ではコットン生地の農薬類分析をおこなうのは初めてで、前例のない化学分析調査の場合、バリデーション・テスト（検査方法の検証）が必要だというのです。そのための三五万円もの費用をこちらが負担しなければならなかったのでした。最初におこなう者が、あとに続く者のために初期投資を余儀なくされる……つまり、私たちはパイオニアだったわけです。

調査のための総費用八七万円の大いなる計画は、資金不足の不安を抱えながらも見切り発車で「実行」に移されました。支払いまで、三か月余りの時間がありました（最終的には二一五名・三団体・一企業が賛同してくださり、約六六万円が集まりました）。

分析をするのは、カナダ・オンタリオ州に本拠地を置くマクサム社という民間の分析機関です。試料として、試作品の《有機栽培綿花により作られたネル生地》と、これまでの《無漂白処理のネル生地》の二種類（縫った状態、草木染めの前段階）を提出して、ダイオキシン類と農薬類について調査してもらいました。

無漂白ネル生地は「安全」

調査結果が出たのは、その年の一二月でした。

ダイオキシン類については、実測濃度の合計は《無漂白処理のネル生地》二一pg／gに対して《有機栽培綿花により作られたネル生地》は五四pg／gで、およそ倍の濃度差がありましたが、毒性等量濃度の合計はどちらも〇・二五pg-TEQ／gという同じ濃度

布製ナプキンの安全性試験結果の概要（抜粋）

2003年３月３日　株式会社　環境総合研究所

【安全性試験の対象となる製品】

試料１　有機栽培綿花により作られたネル生地　約320ｇ
試料２　無漂白処理のネル生地（従来型）　約320ｇ

【安全性試験の項目】

⑴ダイオキシン類

①ポリ塩化ジベンゾパラダイオキシン（PCDD）　７異性体及び同族体
②ポリ塩化ジベンゾフラン（PCDF）　10異性体及び同族体
③コプラナー・ポリ塩化ビフェニール（Co-PCB）
・ノンオルトCBs：４種　・モノオルトCBs：８種　・ジオルトCBs：２種

⑵農薬類

①有機塩素系農薬（27種選択＋PCB類）
＊ヘキサクロロベンゼン　＊o,p-DDD　＊エンドリンアルデヒド　＊o,p-DDT　＊オクタクロロスチレン　＊トキサフェン　＊エンドリン・ケトン　＊o,p-DDE　＊アルドリン　＊a-BHC　＊-BHC　＊d-BHC　＊リンデン　＊a-クロルデン　＊g-クロルデン　＊DDD　＊DDE　＊DDT　＊ディルドリン　＊エンドスルファンⅠ　＊エンドスルファンⅡ　＊エンドサルファン硫酸塩　＊エンドリン　＊ヘプタクロル　＊ヘプタクロルエポキサイド　＊メトキシクロル　＊マイレックス
＊PCB類：アロクロール1016　アロクロール1221　アロクロール1232
アロクロール1242　アロクロール1248　アロクロール1254
アロクロール1260　総PCB
②有機リン系農薬類（５種）
＊パラチオンエチル　＊パラチオンメチル　＊アトラジン　＊ジアジノン　＊マラチオン

分析機関：Maxxam Analytics Inc.（Ontario,Canada)。同社は分析機関が取得すべき国際認証であるISO/IEC Guide17025等、多数の国際及びカナダ、アメリカ合衆国の認証を取得している。

〈この試験のプロジェクト番号〉JOB＃:A225295

レベルであることがわかりました（表1・図1）。

本書の最初の章で、『週刊金曜日』が市販の生理用品（タンポン）について調査した結果ダイオキシンを検出したことに触れましたが、この時の調査機関も同じカナダのマクサ

【ダイオキシン類の分析結果】

表1　ダイオキシン類分析結果（実測濃度及び毒性等量濃度）

	実測値 (pg/g)		毒性等量濃度(WHO 方式) (pg-TEQ/g)	
	有機栽培	無漂白	有機栽培	無漂白
PCDD	2.5(5)	1.8(8.6)	0.12(48)	0.12(48)
PCDF	0.36(0.7)	0.27(1.3)	0.064(25)	0.058(23)
CDD+PCDF	2.9	2.1	0.18	0.18
Co-PCBs	51(94)	19(90)	0.071(28)	0.072(29)
合　計	**54(100)**	**21(100)**	**0.25(100)**	**0.25(100)**

注）(　)内は構成割合％　合計は四捨五入のため必ずしも合わない。数値は有効数字２桁まで表示。
WHO 方式：毒性等量濃度についてはND（定量下限値未満）となった異性体・同族体について、ND処理を定量下限値の1/2を計上することを意味している。
※毒性等量とは、いちばん毒性の強いTCDDの毒性を１として、ほかのダイオキシンの毒性を換算し、合計して示した値。

図1　ダイオキシン類の構成（毒性等量濃度）

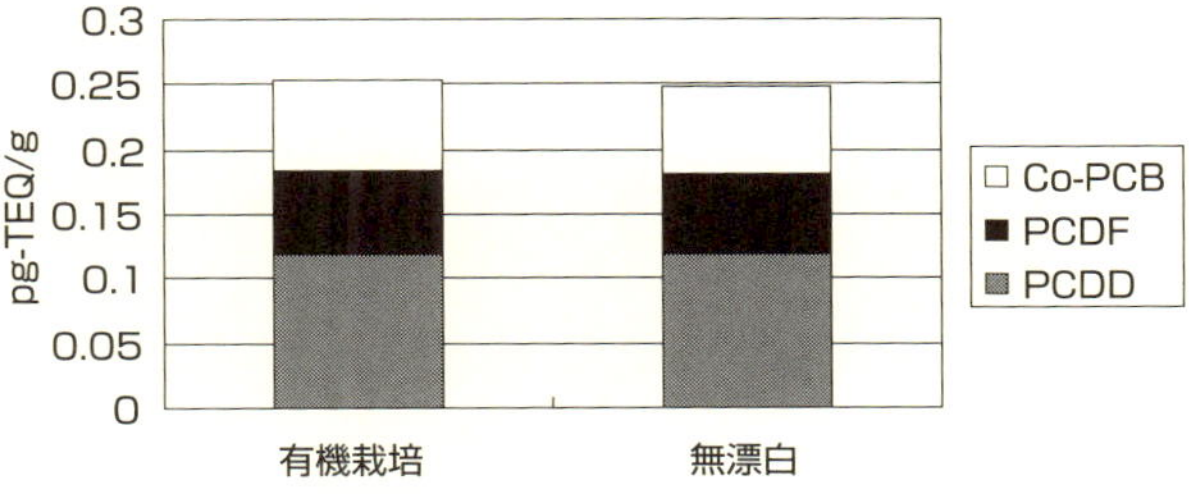

【ダイオキシン類の分析方法】
・内標準法及び高分解能ガスクロマトグラフ質量分析計（HR-GC/MS）による分析
・準拠した精度管理手法　PCDD/PCDF：SOP＃TO.1013　Co-PCBs：SOP＃TO.1059

ム社でしたので、今回の調査結果と比較しました（表２・図２）。
調査された市販製品は次の五商品です（二〇〇〇年五〜六月に株式会社金曜日が環境総合研究所に依頼して実施）。
①チャームソフト タンポン フィンガー
②チャームソフト タンポン スムースイン
③ソフィー コンパクトタンポン カンタンスムースイン
④エルディ タンポン フィンガータイプ
⑤セロポン スティック付き Ｌ‐タイプ
（各一〇〇ｇ、ただし外装やプラスティック類は除外）

市販の生理用品（紙パルプ繊維および合成樹脂類を主原料とする）から検出されたダイオキシン類濃度は、〇・五九pg‐ＴＥＱ／ｇ〜六・二pg‐ＴＥＱ／ｇの範囲でした。それに対して今回試験をしたネル生地の場合には、《有機栽培》《無漂白》の両サンプルとも〇・二五pg‐ＴＥＱ／ｇでしたので、市販製品に比べて極めて低い濃度であるといえます。市販製品は、《有機栽培》《無漂白》の両者に比べて約二・四倍から最大二五倍もの高濃度のダイオキシン類を含んでいたのです。

【市販生理用品との比較（ダイオキシン類)】

表２　毒性等量濃度の比較　　単位：pg-TEQ/g

		PCDD	PCDF	Co-PCBs	合　計
既存製品	①	0.083	0.036	0.47	0.59
	②	0.76	0.26	0.59	1.62
	③	0.92	0.40	0.97	2.3
	④	0.83	0.31	5.1	6.2
	⑤	0.076	0.066	0.70	0.84
有機栽培ネル生地		0.12	0.064	0.071	0.25
無漂白ネル生地		0.12	0.058	0.072	0.25

注）有効数字２桁までを表示。
ND 処理については ND ＝1/2MDL（WHO 方式）を採用。

図２　既存製品との濃度比較（WHO 方式）

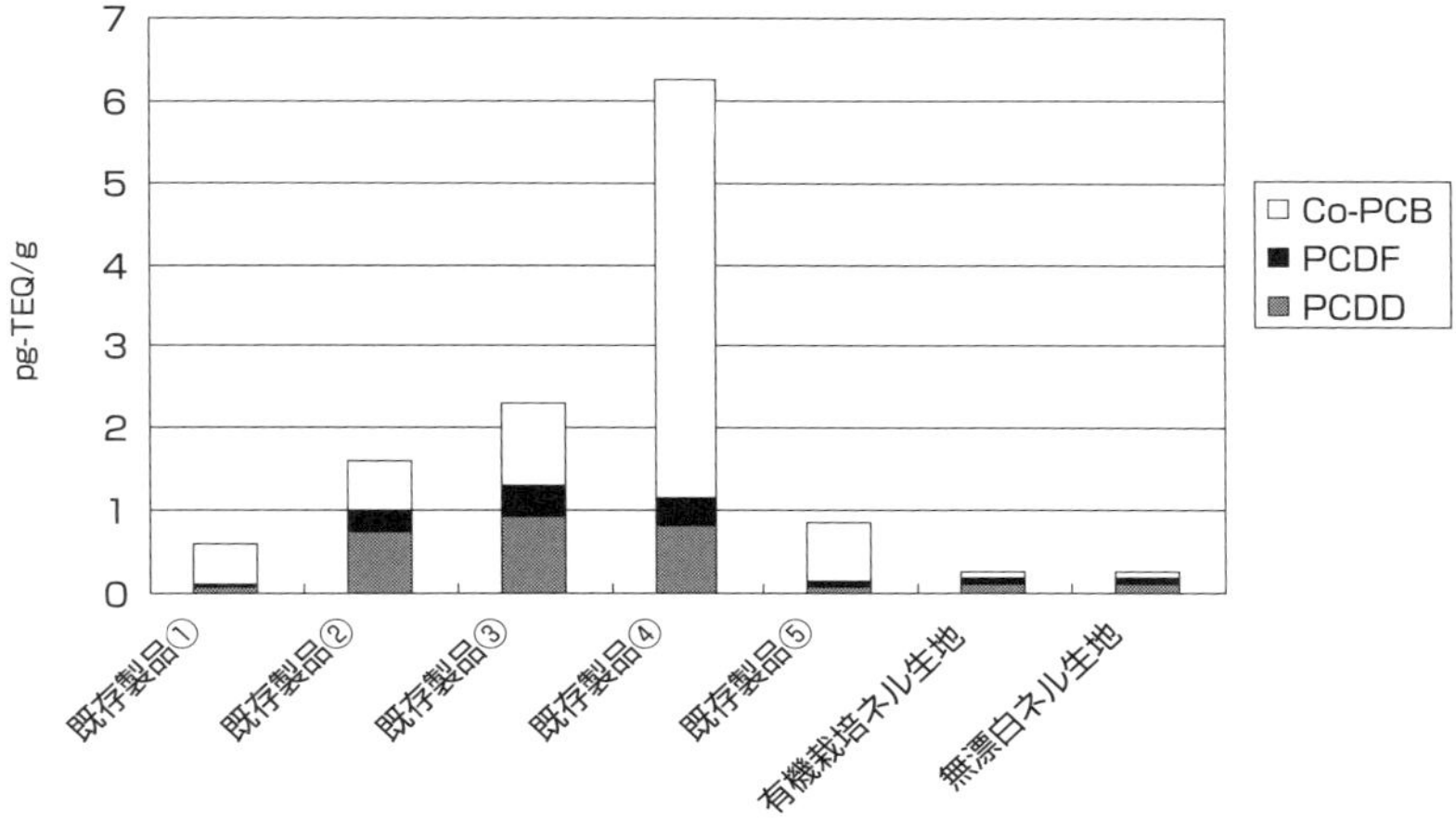

※既存製品のデータは『週刊金曜日』2000年８月４日(326)号「使い捨て化学物質・生理用品　気になる塩素漂白と膣からの吸収」(別処珠樹）より

生理用品や布製品に含まれるダイオキシン類についての規制値や評価基準値は設定されていないので、あくまでも比較して判断するしかありませんが、この調査によって《有機栽培綿花により作られたネル生地》《無漂白処理のネル生地》ともに市販の生理用品に比べて安全性は高いという評価が出ました。

農薬についてはどちらのネル生地も不検出という結果でした。有機塩素系農薬類については、二七種類の農薬類とPCB類について分析した結果、すべての項目が定量下限値未満(ND、すなわち不検出)、有機リン系農薬類についても五種類の農薬類について、すべての項目が定量下限値未満となりました。有機リン系農薬については、追加的に有機化合物の特性分析をおこない、検証した結果、有機リン系農薬に類する化合物は検出されていないことが報告されています。

認証マークより大事なこと

無漂白ネル生地の安全性が証明され、ホッと胸をなでおろ

【農薬類の分析方法】
①有機塩素系農薬類及びPCB類／GC/ECDによる測定分析。分析手順の方法は、EPA SW846-8081に準拠
②有機リン系農薬類／GC/MSによる測定分析。分析手順等の方法は、EPA8270(修正版)に準拠
【成分特性分析（Open Characterization Test)】
２種類の試料について、含まれている有機化合物を不特定に抽出し、測定分析をおこない、計測された化合物が有機リン系農薬類と適合するかどうかを検証した。

【布製ナプキンの安全性試験結果の評価】

今回の安全性試験の結果、ダイオキシン類については、２検体からそれぞれわずかに検出されたが、いずれも濃度が低く、既存製品と比べて安全性が高いものと評価できる。

また、有機塩素系・有機リン系農薬について主要な項目の分析をおこなったが、いずれも定量下限値未満（ND：不検出）となり、安全性が確認できた。

農薬には多くの種類があるため、今回の試験結果をもってすべての農薬について安全が確保されたわけではないが、少なくとも残留性の高い主要な農薬類については、製品中への残留が認められず、生産農場や加工場において、これらの農薬が使用されていないことが確かめられたと考えてよいのではないかと思われる。

なお、今回の分析における定量下限値は、国が定める農作物の残留農薬基準値と比較して同等あるいは低く設定されている（一部を除く）。

株式会社　環境総合研究所

したのは言うまでもありません。反面、価格が三倍以上のオーガニック・コットンも同じ数値だったという結果には、考えさせられました（実測値ではオーガニック・コットンのほうが高かったということは、毒性の強さが明らかではないダイオキシン類を含め、総量としてのダイオキシンがより多く含まれていることを意味します）。これでは、あえてこの高価なオーガニック・コットンに取り組む必要はないのです。

「オーガニック・コットン」と表示されたものには付加価値がつくので、原綿は特定少量の引き合いも確実視され、原価も高くなっています。オーガニック・コットンの定義は「三年以上農薬や化学肥料を使用しない畑で生育された棉花」で、特定の認可機関の認証を得た農産物ということになっていますが、棉花そのものや加工製品のダイオキシン類、農薬類など化学物質についての分析検査までは、ほとんどおこなわれていないのが現状だと思われます。

今回の分析調査の結果を見ると、市場に出回っている「オーガニック・コットン」と銘《めい》打たれた高価な製品を買うことには多少の疑問を抱かざるをえません。特に、化学物質過敏症の人や幼児に向けて、肌着や布ナプキン、寝具等、ナチュラル感を宣伝文句にして商品化している

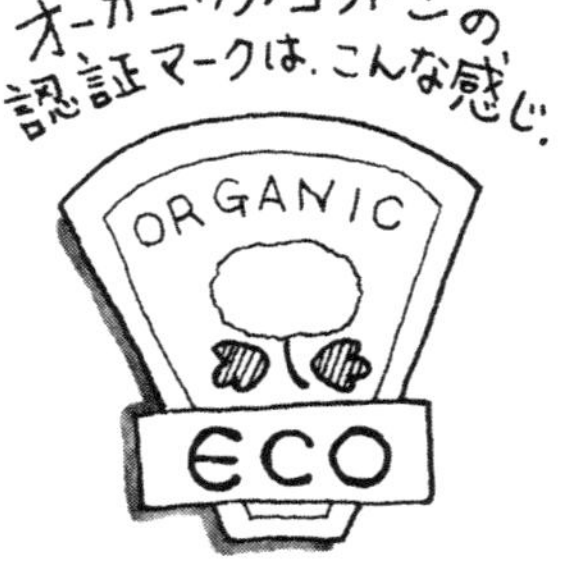
オーガニック・コットンの
認証マークは、こんな感じ。
ORGANIC
ECO

企業には、農産物の認証だけではなく、製品の分析調査結果も明示することを期待します。

今回調査したオーガニック・コットンと無漂白ネル生地の安全性がほぼ同じだった、ということは、認証を取得していなくても農薬や化学肥料を使用していない棉畑が存在するということでしょう。無漂白ネル生地の原綿の生産国は、先にも述べたようにパキスタンで、今の段階では勝手な推測しかできませんが、農薬や化学肥料が入手できない人たちの手で栽培されている棉花なのかもしれません。

この分析調査は、大手の企業や商社の参入を受けずとも、オーガニック・コットンという肩書きに頼らなくても、心ある人たちの理解によって私たちに回ってくる安全性の高い製品のあることを知るよい機会となりました。そして、それを持続させるためには、やはり製造関係者とのコミュニケーションが大事だと、三度《みたび》思い知らされました。

と同時に、「素性の確かな素材を適正価格で手に入れる」ためには、やはり信頼できる検査機関とそれなりの経費（いわば授業料）が必要な時代に生きているのだと実感した次第です。無漂白ネル生地の安全性を維持するためには、これからもできる限りの確認作業を続けていきたいと思います。

バリデーション・テスト費用の三五万円は、多くの賛同者から寄せられたお金で支払われました。言い換えれば、消費者が身銭《みぜに》を切ってでも安全性を確かめるための検査が必要だ、と意思表示をしたことにほかなりません。

今後、この調査機関を利用して繊維製品を分析調査依頼する際には、バリデーション・テストの費用は負担せずとも済むのです。したがって今回と同内容の調査であれば、試料一体につき二五万円ほどの負担で検査が可能になりました。企業には自社製品の安全性の確認にお役立ていただきたいものです。そして、ぜひ私たち消費者に、その安全性を公開してほしいと望みます。

あとがき――想いで潤《うるお》う普及活動

この活動を始めてから早いもので、七年が過ぎ八年目に入りました。

我が家の台所で身近な人たちを相手に、エコ・ナプキンを草木染めする講習会をおこなっていた頃のこと、同伴で来て作業を眺めていた男性が、その翌日まで私たちがテーブル・ナプキンを染めているものだと思い込んでいたのだと、あとから聞かされました。そのなごやかな光景が女性たちの月経用ナプキン作りだったことを知って、一人顔を赤らめているさまを想像すると、こちらの顔もほころんだものでした。

エコ・ナプキンはまず、食や環境に関心の高い人たちや、何らかの月経困難で悩んでいた女性たちに受け入れられました。今では男性たちも、職場の女性たちのために、パートナーのためにと動きだし、私の目の前で性を超えて広がっています。

〝自分の生理用品は自分でも作れるんだよ！〟ということを広めたくて始めたのがこの活動です。エコ・ナプキンを商品にせず、「普及活動」と位置づけて流布《るふ》するスタイルは、お金ですべてのことを解決してきたこれまでの資本主義の構造、安易な消費が生命活動としての生活の本質を見えにくくしていることなどを熟慮した末に選択したものでした。このスタイルでの活動は私に大いに刺激を与え、かつ節目節目で苦衷《くちゅう》に満ちた判断を迫ってきました。

私が営んでいた「スペース・ムウ　たべものや」（雑貨や書籍なども扱っていた）では、エコ・ナプキンを棚に並べることはしませんでした。それでも、その存在が知れわたるにつれて、「買いに」来られる人が目立ってきました。エコ・ナプキンの頒布《はんぷ》は、当初「完成品（大・中・小の三枚セット）は一人五組まで」として申し込みを受けつけていたのですが、こうした制限を設けることが逆効果になったのか（つまり、消費をあおる常套《じょうとう》手段と同じことをやっていた⁉）、一人で四、五組を申し込まれる人がだんだん増えてきました。日常の仕事をおこないながらナプキン製作をこなしている私たちは、あまりの作業量にヨレヨレになってしまいました。初心を曲げずに活動を続けるためにはどうすればよいのか……悶々《もんもん》と考え続けました。

そうして、実費でお渡しするのは最初の一組のみ、二組目からは活動費を上乗せさせていただこうとの判断に至りました。そこに、「お金で解決しない方法も選択肢《し》に入れてください！」「自分でも作れます！」というメッセージを込めたのです。それからの一年半は、二組以上の申し込み者に、エコ・ナプキン普及の経緯と頒布の設定変更をお伝えする手紙を出しつづけました。（大変でした！）

この普及活動にはそんな不便さが、発信源である送り手にも受け手にも常に存在します。やりとり一つをとってみても、ファクシミリか葉書や封書です。インターネットは今やあたりまえの情報伝達手段ですが、パソコン一台の需要電力は微量でも、このシステムが供給されるために強力な電磁波《でんじは》が出力される、そういう手段は備えていない発信源です。圧倒的多数の消費者が荷担して社会のシステムを作ってしまう、という大いなる落とし穴に自らが転げ落ちないためにも、自分が責任をもって活動できる範囲を堅持《けんじ》したいと思っています。不定期発行の「エコ・ナプキン通信」は、送付希望者が切手を貼った封筒を送ってくださっています。

こうした私のスタンスを含めてエコ・ナプキンに共鳴してくださった普及メンバーが、全国に点在しています。今回、本書に連絡先を掲載するかどうかの打診に対して、快く承諾してくださった人たちとともに、自分の活動スタイルを崩したくないからと、それを望まない人たちも多くいらっしゃいました。どちらも、「便利・手軽」「お金になる」とはかけ離れたこの活動の特徴の現われと合点している次第です。当初から、新聞などで紹介されて申し込みが集中するたびに、我が家に泊まりがけで縫製《ほうせい》や草木染めに汗を流してくれた畑中《はたなか》広美は、常に表に出ることなく、現在も離れた土地で自分の仕事の合間をぬって作ったナプキンを送ってくれています。この活動のよき理解者であり最大のパートナーです。彼女の手がけた数え切れないエコ・ナプキンは、最初のモデルとして、多くの普及メンバーに今も大事に扱われています。

「魔法のナプキンの種を蒔きます」と発信した種は、みごとに発芽し、水やりをしたそれぞれの人たちが、ナプキンはもとより、材料のネル生地をオムツや授乳パッド、尿失禁《にょうしっきん》パッド、産着《うぶぎ》や肌着から洋服、さらにはコーヒーフィルターに……と、それぞれの花を咲かせ、実を結ばせています。「五八歳にもなれば、何が幸せかわかります」というお便りをくださった京都府に住む樋口美代子さんは、このネル生地を使った赤ちゃんのオムツカバーや尿失禁パッド用のホルダーを考案し、送ってくださいました。先月、我が家にも幸運な赤ちゃんが舞い降りてきましたので、早速オムツカバーを使わせていただいています。

「不便だからこそ」の発信をキャッチして、「手がかかっても、想いを伝えたい」とエコ・ナプキンに関わりはじめた人たちは、異口同音《いくどうおん》にその思いがけない反響や人との幸せな出会いを語ります。想いで潤っているのです。その全部をご紹介できないのが残念です。

ここにたどり着くまでには多くの人のご協力がありました。縫製を手伝ってくださった人たち、発送の手伝いをしてくださった人たち、報告会や講習会を企画してくださった人たち、通信にお便りを掲載させていただいた人たち……ありがとうございました。

最後になりましたが、普及活動を大前提に掲げたこの本の出版に共鳴し、イラストを何度も直しながら描いてくださった佐野華子さん、ありがとう。そして根気よく私の主張を聞いてくださった編集者の植松明子さんにも感謝します。最後まで本の仕上がりを妥協できずにいる私の意見を聞き入れてくださった地湧社の増田圭一郎さんにも深謝します。

この本でエコ・ナプキンに出会われた方々には、どうぞ貴女（貴方）のお近くの普及メンバーにお問い合わせくださいますようにお願い申しあげます。

合掌

二〇〇五年七月　願いを書いた短冊を笹竹に結んだ晩に

角張光子

主な参考文献

小野清美『アンネナプキンの社会史』ＪＩＣＣ出版局　一九九二年（宝島社文庫　二〇〇〇年）
宮田秀明『よくわかるダイオキシン汚染』合同出版　一九九八年
青山貞一編著『ダイオキシン汚染――迫りくる健康への脅威』法研　一九九八年
天笠啓祐『化学物質から身を守る方法』日本消費者連盟編　風媒社ブックレット　二〇〇〇年
環境総合研究所編『もっと知りたい　環境ホルモンとダイオキシン』ぎょうせい　一九九九年
植村振作、河村宏、辻万千子、冨田重、前田静夫『農薬毒性の事典　改訂版』三省堂　一九九八年
シーア・コルボーン、ダイアン・ダマノスキ、ジョン・ピーターソン・マイヤーズ『奪われし未来』
　長尾力訳、翔泳社　一九九七年（増補改訂版　二〇〇一年）
有吉佐和子『複合汚染』上・下　新潮社　一九七五年（新潮文庫　一九七九年）
レイチェル・カーソン『沈黙の春』青樹簗一訳　新潮文庫　一九七四年
上石しょう子『子どもたちから地球への発信』農山漁村文化協会　二〇〇二年
山崎和樹『草木染』山と溪谷社　一九九七年
山崎青樹文・絵、石曾根史行写真『草や木のまじゅつ』福音館書店　一九八九年
林泣童『草木で染める』農山漁村文化協会　一九九六年
「安全な生理用品を使っていますか？」週刊金曜日二〇〇三年六月六日（四二六）号
「日本の生理用品はだいじょうぶ？」週刊金曜日一九九九年一一月一七日（二九六）号
別処珠樹「使い捨て化学物質・生理用品　気になる塩素漂白と膣からの吸収」週刊金曜日二〇〇〇
　年八月四日（三二六）号

「エコ・ナプキン」普及活動連絡先一覧（2013年9月現在）

1．高橋珠枝　釧路子ども劇場
〒084-0901 北海道釧路市昭和北1-3-5　Tel.0154-25-4789
E-mail：kogeki946@train.ocn.ne.jp

2．秋山聡子　ふしぎのくにのものづくり工房
〒080-0862 北海道帯広市南の森西2丁目7-13　Tel./Fax. 0155-48-2823

3．豊瀬恵里　めぐり屋
〒071-0476 北海道上川郡美瑛町字御牧　Tel./Fax. 0166-95-2040

4．小幡貴美子（おばたきみこ）
〒044-0081 北海道虻田郡倶知安町山田34-118　Tel./Fax. 0136-23-0061

5．北上裕美子
〒039-1101 青森県八戸市大字尻内町字高田8-7　Tel./Fax. 0178-32-7018

6．高野恵美子
〒982-0023 宮城県仙台市太白区鹿野1-4-21-403　Tel./Fax. 022-304-2071

7．生活協同組合あいコープみやぎ　石けん環境委員会
〒983-0035 宮城県仙台市宮城野区日の出町3丁目4-17
Tel. 0120-255-044/022-284-7241　Fax. 022-284-9324

8．佐藤あづさ
〒995-0011 山形県村山市楯岡北町2-9-8　Tel./Fax. 0237-55-7385

9．伊藤由紀子　いとう農園
〒990-2402 山形県山形市小立3丁目8-44　Tel./Fax. 023-642-1064

10．鈴木朝子　おさんじさん
〒961-0302 福島県白河市東上野出島字谷地前16　Tel./Fax. 0248-34-2750

11．生活協同組合あいコープふくしま
〒963-0101 福島県郡山市安積町日出山1-110-1
Tel. 0120-910-408/024-956-0011　Fax. 024-956-0055

12．温井のり子（ぬくいのりこ）
〒375-0001 群馬県藤岡市中島412-1　Tel./Fax. 0274-42-5406

13．関塚知子　関塚農場
〒327-0517 栃木県佐野市秋山町1562　Tel./Fax. 0283-87-0536

14．釜澤佳江（かまさわよしえ）
〒336-0936 埼玉県さいたま市緑区太田窪1-25-4　Tel./Fax. 048-824-6913

15．坂井由香
〒260-0025 千葉県千葉市中央区問屋町13-1シャリエ千葉みなと公園304号
Tel./Fax. 043-246-8201

16．小澤祐子　ゆるりん@くるりん
〒266-0033 千葉県千葉市緑区おゆみ野南2-21 A203　Tel./Fax. 043-293-8022

17. 鍬　ゆかり　（くわゆかり）
〒272-0815 千葉県市川市北方2丁目32-16　Tel./Fax. 047-333-0321

18. 渡辺美智代　SIOUX MOON LODGE
〒296-0001 千葉県鴨川市横渚1118　Tel./Fax. 04-7092-5332

19. 遠藤和美
〒134-0085 東京都江戸川区南葛西1-4-17　Tel./Fax. 03-3687-3518

20. 今井靖子　iyuiya（アイユイヤ）
〒191-0012 東京都日野市大字日野485 第２西武マンション301
Tel. 090-2725-8223　HP：http：//iyuiya.jp/econapkin/

21. 藤田 曜功（ふじたようこ）雑貨と紅茶の店　パトアシュ
〒196-0033 東京都昭島市東町3-14-9　Tel./Fax. 042-519-2273
HP：http：//www.pateachou.com/

22. 鈴木久仁子
〒193-0832 東京都八王子市散田町2-11-10
Tel. 042-661-1148　Fax. 042-663-7560

23. 梅原祥子
〒100-2101 東京都小笠原村父島字清瀬都住4-501　Tel. 04998-2-2535

24. 木村真由美
〒221-0833 神奈川県横浜市神奈川区高島台14-3-101
Tel. /Fax. 045-323-0963

25. 藪田　綾　ほわり*
〒236-0042 神奈川県横浜市金沢区釜利谷東1-10-4　Fax. 045-784-3991

26. 鎌田幸子　鎌田歯科医院
〒239-0831 神奈川県横須賀市久里浜5-14-14 きなみビル２Ｆ
Tel./Fax. 046-834-1188

27. 中村美穂子
〒252-0206 神奈川県相模原市中央区淵野辺3-4-1-1308
Tel./Fax. 042-753-8458

28. 中込政美
〒400-1504 山梨県甲府市右左口町3184　Tel. 055-266-2863

29. 中野あや　月読堂（つくよみどう）
〒399-8301 長野県安曇野市穂高有明7515-39　Tel./Fax. 0263-83-5838

30. 木村知史（きむらちふみ）
〒399-0007 長野県松本市石芝3-6-20　Tel. 0263-26-4470

31. 片岡啓子
〒385-0001 長野県佐久市横根808-2　Tel. 0267-68-0643　Fax. 0267-68-1983

32. 古川貞子
〒940-0875 新潟県長岡市新保2-28-5　Tel./Fax. 0258-24-3513

33. 松下祐子　ふらんねれっと工房
〒424-0886 静岡県静岡市清水区草薙399-230　Tel./Fax. 054-345-1016

34. 白崎洋子（しらさきようこ）
〒915-0251 福井県越前市東庄境町29-31
Tel. 090-9763-1078　　0778-42-0637

35. 村瀬結子（むらせゆいこ）
〒491-0053　愛知県一宮市今伊勢町本神戸天王5-1　Tel. 090-8678-6755

36. 関角幸子（せきずみゆきこ）
〒444-0423 愛知県西尾市一色町一色山荒子36-2　Tel./Fax. 0563-72-6077

37. 飯田一恵（いいだちえ）
〒518-0703 三重県名張市鴻之台3-68　Tel. 090-4236-5846

38. 辻 茂子　NPO法人 あんじゅ -癒しの森-
〒610-1152 京都府京都市西京区大原野北春日町954-1
Tel./Fax. 075-333-0820 または Tel./Fax. 075-332-8005

39. 樋口美代子　子供手芸工房 m-goose
〒614-8076 京都府八幡市八幡植松25-31　Tel./Fax. 075-982-3550

40. モモの家
〒564-0041 大阪府吹田市泉町5-1-18　Tel./Fax. 06-6337-8330

41. 藤本潤子
〒655-0047 兵庫県神戸市垂水区東舞子町15-6　Tel./Fax. 078-783-3738

42. 持田弘子　もちだ自然育児相談所
〒690-0859 島根県松江市国屋町61-8　Tel./Fax. 0852-23-0788

43. 長谷川知恵子　プメハナ
〒739-2302 広島県東広島市福富町下竹仁1030　Tel. 090-2867-2356

44. 前田和子
〒722-0062 広島県尾道市向東町3238-7　Tel./Fax. 0848-45-3998

45. 才田衣恵（さいたきぬえ）
〒823-0013 福岡県宮若市芹田32　Tel./Fax. 0949-32-9717

46. 奥村恵美　OKUMURA-TEI～洋風キッチン＆草木染めギャラリー～
〒839-1232 福岡県久留米市田主丸町常盤1130-1　Tel./Fax. 0943-72-3785

47. 髙松麻子
〒814-0032 福岡県福岡市早良区小田部5-24-23-103
Tel./Fax. 092-843-0088

48. 中川孝子　手しごと屋 山んば
〒841-0203 佐賀県三養基郡基山町大字園部3965-2　Tel./Fax. 0942-92-2263

49. 大原万里亜（おおはらまりあ）りぼん
〒850-0851 長崎県長崎市古川町6-33 プルニエビル2Ｆ　Tel./Fax. 095-893-8776

50. 松井裕子　てまりや
〒859-2302 長崎県南島原市北有馬町乙493　Tel./Fax. 0957-84-3944

51. 長瀬登志子
〒899-4201 鹿児島県霧島市霧島田口2288-137　Tel./Fax. 0995-57-0987

「エコ・ナプキン」の普及活動について

◎この活動は、布製ナプキンを買って使うよりも、自分で作って使ってほしいという願いを込めて行われています。したがって普及活動は、この本を参考にして自作したり、仲間と共に作ったり、ワークショップなどを通じて手ほどきを受けたり…などして、草木染めや手作りの方法を伝えていくことに重点を置いています。

◎無漂白ネル生地は、普及活動のための素材として、品質の向上を目指してきました。布製ナプキンの販売を目的とする購入希望者には、お譲りできませんことをご了承ください。

◎「会」を発足させてはいませんので、会則や会費はありません。

◎リストに掲載されている方のほかにも、氏名の掲載を望まない普及活動メンバーがたくさんいます。“スペース・ムウ”までお問い合わせくだされば、お近くの普及メンバーをご紹介できます。

「エコ・ナプキン」の入手方法（スペース・ムウへお申し込みの場合）

●完成形（大・中・小３枚組で草木染めを施したもの）１組のみ１９００円（実費の普及価格）。

・２組以上の注文の場合は、２組目から２５００円になります。
　例……… 完成形３組は６９００円です。

・完成形の注文は、お一人様５組までとさせていただいています。

・送料は実費をいただきます。

●キット（各自で縫い、染めを施す）のお申し込みは

・１セット６５０円です。（糸、染料は入っておりません）

・送料は実費をいただきます。

無漂白ネル生地のお申し込みは１メートル単位で受け付けます。

●・１メートル　１０００円（送料別）

・普及活動を希望する方には、１反（５０メートル）でお分けいたします。
　１反（５０メートル）４３０００円（送料別）

＊お申し込みは下記へ、郵便番号・住所・氏名・電話番号を明記のうえ、封書かハガキ、またはファクシミリでお願いいたします。

＊注文物の発送はエコ包装にご協力ください。

＊お支払いにつきましては、スペース・ムウから在庫や金額をお知らせしたのち、ご入金をお願いします。入金確認後に発送させていただきます。

郵便局払い込み口座番号：００１１０－３－７６６６４３
郵便局払い込み加入者名：スペース・ムウ

＊お問い合わせや「エコ・ナプキン通信」のお申し込みは、８０円切手を貼った封筒を同封のうえ、お送りください。

＊完成形のお申し込みが多い場合は、２～３週間お待ちいただくこともあります。

＊“スペース・ムウ”で普及している「エコ・ナプキン」は、すべて草木染めを施してあります。縫っただけの布製ナプキンは扱っていません。

エコ・ナプキン情報発信源
★スペース・ムウ（角張みづゑ）
〒233-0012　横浜市港南区上永谷4-19-30
Tel./Fax. 045-374-4180
E-mail：space-muu@hotmail.co.jp

〈著者紹介〉
角張光子（かくばり　みつこ）
1949年、宮城県生まれ。子ども４人。1988年、東京都町田市で表現活動の場「スペース・ムウ」を始める。造形作家として歩むかたわら、1991年4月から2005年4月まで、玄米食の店「スペース・ムウ　たべものや」を営む。1997年から布製の生理用手作りナプキンに取り組みはじめ、作りやすく使いやすい布ナプキンを仲間の女性たちと考案、「エコ・ナプキン」と名づけて1998年から普及活動を開始する。「会」を作らず、会則も会費もなしに、個人の意志の発動のみで普及を続けることに意義を見いだす。「蒔かぬ種は生えぬ、出さぬ手紙は着かぬ」が座右の銘。

ひろがれ ひろがれ エコ・ナプキン

2005年 8月20日　初版発行
2013年 10月10日　5刷発行

著　者　角 張 光 子　
発行者　増 田 正 雄
発行所　株式会社　地《ち》　湧《ゆう》　社
東京都千代田区神田北乗物町16（〒101-0036）
電話・03-3258-1251　郵便振替・00120-5-36341
装　幀　高 島 政 人
印　刷　新 灯 印 刷
製　本　根 本 製 本

万一乱丁または落丁の場合は、お手数ですが小社までお送り下さい。
送料小社負担にて、お取り替えいたします。
ISBN978-4-88503-184-7 C0077

天然酵母のパン屋さん 全国ガイド

自然育児友の会著・マザリングワークス編

全国２５００人の女性ネットワーク「自然育児友の会」の会員が一店一店ていねいに取材し、試食会を開いて太鼓判を押した天然酵母のパン屋さんのショップガイド。お取り寄せできる店多数掲載。

A5判並製

わらのごはん

船越康弘・船越かおり著

自然食料理で人気の民宿「わら」の玄米穀菜食を中心とした「重ね煮」レシピ集。オールカラーの美しい写真とわかりやすい作り方に心温まるメッセージを添えて、真に豊かな食のあり方を提案する。

B５判並製

自然流育児のすすめ

小児科医からのアドバイス

真弓定夫著

食生活や環境から自然が失われつつある現代の暮らしの中で、子どもの体に自然を取り戻し、身心共に健康に育てるには親はどうすればよいのか。小児科医として豊かな経験をもつ著者が平易に語る。

四六判並製

宇宙とつながる気功レッスン

メグミ・M・マイルズ著

長年中国で気功を学んできた著者が、師のもとを離れてカナダに渡った。そこで風変わりな弟子「ちゃーちん」に出会い、気功を教え始める。楽しく読み進めるうちにすっとわかる「気」の入門書。

四六判並製

ガンジー・自立の思想

自分の手で紡ぐ未来

M・K・ガンジー著／田畑 健編／片山佳代子訳

近代文明の正体を見抜き真の豊かさを論じた独特の文明論をはじめ、チャルカ（糸車）の思想、手織布の経済学など、ガンジーの生き方の根幹をなす思想とその実現への具体的プログラムを編む。

四六判上製

癒しのホメオパシー

渡辺順二著

ホメオパシーは、代替医療のエース的存在としてヨーロッパを中心に世界中で注目されている同種療法である。その基礎と真髄をわかりやすく語った、日本人医師によるはじめての本格的な解説書。

四六判上製